Der Gesundheitsschutz im staubigen Betrieb

Staubsammler im Dienste der gesetzlichen und technischen Staubabwehr

Von

Professor Dr.-Ing. **Eugen Feifel**, Wien

und

Dr. techn. **Josef Benischek**, Wien

Wien

Springer-Verlag

1948

ISBN-13:978-3-211-80046-1   e-ISBN-13:978-3-7091-7707-5
DOI: 10.1007/978-3-7091-7707-5

Vorwort.

B a u e n und H e i l e n ist das drückende, fast erdrük-
kende Gebot der Zeit, das uns der erbarmungslose Krieg
hinterlassen hat. W i e d e r a u f b a u aus Schutt und Ruinen
von Heimen und Arbeitsstätten für Hunderttausende ent-
wurzelter Menschen: Dies Ziel liegt vor Aller Augen. Keine
hilfsbereite Hand kann hier zögern, keine arbeitsfähige darf
feiern. Und dem vorurteilslosen Blick bieten sich auch be-
glückende und hoffnungsvolle Zeichen eines unerschütter-
lichen Aufbauwillens.

H e i l u n g der furchtbaren Wunden aber, die der Krieg
— physisch und psychisch — unserem Volk geschlagen hat,
muß den Aufbau begleiten, sollen sich einmal gesunde, le-
bens- und arbeitsfrohe Menschen ihrer wiedererstandenen
Heimat erfreuen. In ihrem ganzen Ausmaß, sind diese Wunden freilich weniger offenkundig, in ihren Folgen auch dem
aufmerksamen Auge heute kaum voll zu erfassen. Ihr Hei-
lungsprozeß ist sicherlich langwieriger als jener materieller
Schäden, in seiner Dringlichkeit muß ihn ernste Sorge um
die Zukunft mit an erster Stelle reihen.

Eine der erschütterndsten Kriegsfolgen ist die gesunkene
Widerstandskraft weiter Bevölkerungskreise gegen Seuchen
und Krankheiten, deren Schrecken man vor dem Krieg ge-
brochen halten durfte, überwunden dank einer jahrzehnte-
langen Aufklärungsarbeit, dank vorbeugender Maßnahmen der
Hygiene und Technik und dank fortgeschrittener ärztlicher
Heilkunst. Über die traurige Bedeutung, die in diesem Sinne
vor allem die Erkrankungen der Lunge wiedergewonnen
haben, kann nach den alarmierenden Berichten berufener
Stellen leider kein Zweifel mehr bestehen.

IV

Die Ursachen liegen auf der Hand: Ungesunde, beengte Wohnungsverhältnisse, ungenügende Ernährung, unzureichender Schutz gegen die Unbilden der Witterung zu Hause und im Freien, dazu seelische Not sind Gründe, die in einem vor dem Krieg unvorstellbaren Ausmaß zusammenwirken, den Widerstand des menschlichen Körpers gegen einen seiner schlimmsten Feinde zu schwächen.

Liegt die Behebung dieser Ursachen auch nicht ausschließlich in unserer Macht, so obliegt uns doch die Pflicht, im Rahmen des heute schon Möglichen dort vorzubeugen, wo der Feind erfahrungsgemäß einzudringen sucht.

Die Schaffung gesunder, einwandfreier Arbeitsstätten ist dabei eine der wichtigsten Aufgaben. Zur selbstverständlichen Übung der Betriebe, zur unabdingbaren Forderung der Aufsichtsstellen muß werden, dort alle technisch möglichen und wirtschaftlich tragbaren Schutzmaßnahmen zu treffen, wo im Ablauf unentbehrlicher Arbeitsprozesse die Belegschaft notgedrungen gesundheitsgefährdenden Arbeitsbedingungen gegenübersteht.

Wir haben versucht, auf einem Teilgebiet dieser Aufgabe, hinsichtlich des Gesundheitsschutzes in staubigen Betrieben, die derzeitige rechtliche und technische Lage kurz zu umreißen. Unser Versuch gipfelt in der Anregung zur Schaffung einer österreichischen Staubbekämpfungsstelle und in der Erwartung, eine solche Zusammenfassung aller Abwehrkräfte möge sich zum Wohle eines Volkes auswirken, das unter sehr schweren Lebens- und Arbeitsbedingungen um seine Erhaltung ringt.

W i e n, im November 1947.

E. F e i f e l   J. B e n i s c h e k

Inhaltsverzeichnis.

Abkürzungen.

ABGB. . . . . Allgemeines Bürgerliches Gesetzbuch (österr.)
BGBl. . . . . Bundesgesetzblatt
G. O. . . . . Gewerbeordnung (österr.)
Min. Vdg. . . . . . . Ministerialverordnung
öRGBl. . . . . Österreichisches Reichsgesetzblatt
RGBl. . . . . Deutsches Reichsgesetzblatt
StGBl. . . . . Staatsgesetzblatt

I. Einleitung.

S t a u b [1] — seine Entstehung, Gewinnung, Bekämpfung — bildet heute die Aufgabe umfangreicher physikalischer und medizinischer Forschung; er bildet das Ziel geldschwerer unternehmerischer Überlegungen und sinnreicher technischer Planungen, und er ist die Ursache einschneidender behördlicher Maßnahmen.

Die S t a u b t e c h n i k ist eine verhältnismäßig junge Wissenschaft, die systematische Staubabwehr einer ihrer jüngsten Zweige. Zwar wiegt der tägliche Atemluftbedarf des Menschen mehr als das Fünffache seiner festen und flüssigen Nahrung, deren Beschaffung und Beschaffenheit hier als ernste, dort als heitere Kunst seit Menschengedenken gepflegt wird. Der Deckung ihres lebenswichtigsten Bedarfes (1) aber stehen weite Kreise auch heute noch erstaunlich unbekümmert gegenüber, vor allem wohl deshalb, weil sich lebensbedrohende Versäumnisfolgen schleichend, selten schlagartig einzustellen pflegen.

Mit der Aufgabe des Gesundheitsschutzes wird das für die Allgemeinheit wichtigste Teilgebiet des Gesamtproblems Staub betreten. Der zweckvolle Beitrag des Technikers, die konstruktive Lösung, wird hier durch die Bedürfnisse des Betriebs, durch die Erkenntnisse des Arztes und durch die Forderungen des behördlichen Aufsichtsdienstes bestimmt. Im Zuge des Wiederaufbaues unserer ganzen Wirtschaft liegt eine einmalige Gelegenheit, in gemeinsamer Arbeit auch auf

---

[1] Als Staub bezeichnet man in einem Trägergas fein verteilte Körper, die infolge ihrer Kleinheit nicht mehr den allgemeinen Fallgesetzen folgen, also nicht mehr mit konstanter Beschleunigung, sondern mit konstanter, zumeist sehr kleiner Geschwindigkeit fallen. Da sich in dieser Hinsicht kleine Flüssigkeits-(Nebel-)tröpfchen mechanisch und elektrisch wie feste Körper verhalten, zählen auch sie zu dem Sammelbegriff „Staub".

dem Gebiet der Staubbekämpfung Entscheidungen auf einheitlicher Grundlage und auf lange Sicht zu treffen.

In diesem Sinn, an einem zeitbedingten Ruhepunkt der technischen Entwicklung, sei untersucht, welche Rolle heute auf Grund der organisatorischen Schutzmaßnahmen der Gemeinschaften und neben der persönlichen Abwehrkraft des Einzelnen den wichtigsten Staubsammelgeräten zufällt. Gesichtspunkte außerhalb der Zuständigkeit des Technikers können schon aus Platzmangel nur gestreift werden. Keine verantwortungsbewußte Führung eines staubigen[1] Betriebes wird ja ohnedies versäumen, ihre betriebseigenen Staubsorgen auch dem gewerbehygienisch bzw. gewerbemedizinisch erfahrenen Fachmann vorzulegen[2].

---

[1] Zu den staubigen Betrieben rechnen u. a.
Die Sandsteinindustrie,
der Bergbau in seinen verschiedenen Zweigen,
Granit-, Marmor-, Schiefer- und Muschelkalkbrüche,
Zement-, Kalk- und Gipsbrennereien, Kunstdüngererzeugung,
Porzellanbetriebe,
Steingut-, Schamotte-, Tonröhrenerzeugung,
Glasindustrie,
Asbestbetriebe,
Scheuerpulvererzeugung, Quarzmühlen,
Metallschleifereien,
Gießereibetriebe aller Art (Formerei, Putzerei, Sandstrahlerei),
Metallstaubgewerbe,
Setzmaschinenräume,
Textilindustrie,
Kürschner-, Leder-, Holzindustrie,
Lumpensortiererei, Müllverwertungsanlagen,
Müllereien, Bäckereien,
Tabakindustrie.
Die Eisenbahnunternehmungen mit ihren Werkstätten fallen zwar nicht unter die Gewerbeordnung. Sie haften aber für jeden Schaden, der nachweisbar durch den Betrieb der Eisenbahn hervorgerufen ist. Es liegt also durchaus im Interesse aller Bahnunternehmen, durch Verminderung des Auswurfes von Rauch, Ruß- oder Funkenflug, Ersatzansprüchen der Anwohner vorzubeugen und sich hiezu aller technischen Verbesserungen zu bedienen.
[2] Teleky (2) bespricht ein in einer Schadenersatzklage gegen ein großes

II. Die Staubfrage im Betrieb.

1. Staubgefahren und gefährliche Staube.

Kaum ein gewerbepolizeilich überwachter Betrieb kann sich heute der Pflicht entziehen, zur Staubfrage Stellung zu nehmen. Grundsätzlich ist wohl an jeder gewerblichen oder industriellen Arbeitsstätte mit Staubentwicklung[1] und Staubbelästigung, mit Staubgefahren und Staubschäden zu rechnen,

---

österreichisches Industrieunternehmen ergangenes Urteil. Kläger waren die Hinterbliebenen von Arbeitern, die in einem steirischen Quarzstollenbau des Unternehmens nur 15 bis 40 Monate als Hauer beschäftigt gewesen waren. An dem Urteil ist bemerkenswert:

Der Einwand der Beklagten, daß ihrem Angestellten, dem Leiter des kleinen Betriebes, die Kenntnis des einschlägigen Schrifttums (Staubgefährdung und -verhütung) nicht zugemutet werden konnte, wurde nicht anerkannt. Denn es sei ohne Belang, daß dem kleinen Unterbeamten die Kenntnisse nicht zugemutet werden könnten, weil dem großen Unternehmer mit seinen zahlreichen, nach allen Richtungen erfahrenen und wissenschaftlich hochstehenden leitenden Personen, mit den zur Verfügung stehenden Hilfsmitteln, Bibliotheken, Zeitschriften usw. die nötigen Kenntnisse zugemutet werden müßten. Ebenso sei der weitere Einwand, daß dem Betriebe seitens der Gewerbeaufsicht keinerlei Vorschriften gemacht wurden, nicht stichhaltig, „denn der Unternehmer besaß infolge seiner Tätigkeit fachliche Erfahrungen, die den Organen der Behörden nicht ebenso zur Verfügung stehen. Daher war für die Beklagte oder den Betriebsleiter die Verpflichtung gegeben, auch über die behördlichen Vorschriften hinaus schützende Vorkehrungen zu treffen. Es sind also die Erfahrungen und besonderen Kenntnisse des Unternehmers ausschlaggebend, d. h. Schutzmaßnahmen sind selbst dann zu treffen, wenn der Behörde die besonderen Gefahren nicht bekannt sind, wohl aber dem Arbeitgeber.“

[1] Eine Vorstellung vom Staubgehalt der Atemluft vermittelt folgende Aufstellung (3):

Luft im Freien	3 bis	7 mg/Nm³
Eisengießereien	2 „	12 „
Eisenhüttenwerke	„	15 „
Maschinenwerkstätten	„	20 „
Eisengießereien (Putzraum)	65 „	75 „
Zementfabriken	„	225 „
Gußputzereien und Metallschleifereien . .	140 „	450 „

wenn auch Grad und Grund der Bindung an die einschlägigen Fragen von Fall zu Fall wechseln.

Es gibt Betriebe, in deren Abschlußrechnung jedes Kilogramm des gewollt oder ungewollt entstehenden und erfaßten Staubes positiv sichtbar wird. Sie legen unter sonst gleichen Bedingungen berechtigten Nachdruck auf wirksamste Staubsammelgeräte.

Andere Betriebe machen aus der Not eine Tugend, indem sie das unvermeidliche und unerwünschte, aber als Gefahrenquelle auszuschaltende Ausscheidegut ihrer Entstaubungsanlage als Nebenprodukt verwerten, z. B. zu Bau- oder Pflastersteinen brikettieren.

Und wieder anderen Betrieben bereitet die Staubabwehr, die Erfassung, Abfuhr, Ablagerung des völlig wertlosen, dabei u. U. in erdrückenden Mengen, in hunderten von Tonnen täglich anfallenden Staubes nicht geringe Sorgen und Kosten. Verständlich, daß ihre Anteilnahme an Entstaubungsfragen oft nicht weiter reicht als bis zu dem Versuch, im Rahmen bestehender Vorschriften einen erträglichen Ausgleich zwischen dem unumgänglichen Ausmaß und den Kosten einer unproduktiven Betriebsauflage zu schaffen. Dabei wird sich die billigste Lösung freilich nicht immer mit dem wohlverstandenen Interesse des Betriebes decken. Eine weitergehende Staubabwehr kann vielmehr durch die Verbesserung der Betriebsbedingungen, d. h. durch erhöhte Arbeitsfreude und Leistungsfähigkeit der Belegschaft und durch Schonung der Arbeitsgeräte in sehr realen Zahlen der Erzeugung nach Güte und Menge zum Ausdruck kommen. Der Gesundheitsschutz steht m. a. W. nur in der Abrechnung der kurzsichtigen Betriebsführung abstrichlos auf der Unkostenseite, und der rauchende Kamin verrät zumeist so wenig den einwandfreien wie den verdienenden Betrieb, vielmehr einen bedauerlichen Mangel an Verantwortungsgefühl gegenüber der Öffentlichkeit und eine nachlässige Betriebsweise.

Der Entwurf einer Entstaubungsanlage und ihre Beurteilung fußen zumeist auf wenig scharf umrissenen Unterlagen.

Daher bildet die Frage nach dem jeweils zweckmäßigsten Staubsammelgerät eine durchaus nicht einfach oder eindeutig zu lösende Aufgabe. Der unübersehbaren Vielfalt der Arbeitsvorgänge in der chemischen und mechanischen Technologie entspricht die Vielfalt der chemischen und physikalischen Staubeigenschaften. Wert oder Unwert des Staubes unterliegen örtlichen und zeitlichen Schwankungen, ebenso die Anschauungen über seine schädlichen Nah- und Fernwirkungen. Auch muß die Entwicklung der technischen Hilfsmittel der Staubbekämpfung, ebenso das Ziel und die Methode der Betriebsüberwachung dauernd im Fluß bleiben, soll der Betrieb gegenüber seinen wirtschaftlichen Aufgaben und seinen sozialen Pflichten auf der Höhe bleiben.

Dabei liegt ein wesentlicher Unterschied in dem Zeitmaß, in dem die technische Entwicklung den wirtschaftlichen Bedürfnissen zu folgen hat und folgt, gegenüber der Art, wie sich die Gesetzgebung den fortschreitenden Erkenntnissen und sozialen Forderungen anpassen kann. Es rechnet ja u. U. nach Jahrzehnten, bis sich ein Erfolg oder Mißerfolg von Verordnungen des Arbeiterschutzes klar genug herausschält. Nichts wäre hier verfehlter als ein übereiltes Vorgehen; bestgemeinte aber voreilige Folgerungen aus vereinzelten Beobachtungen können zweifellos mehr hemmen als nützen. Dagegen erscheint es zweckmäßig, an Wendepunkten, wie sie im Auf und Ab des Wirtschaftslebens wiederkehren, auf die Entwicklung zurück- und nach neuen Zielen auszuschauen. Die österreichische Wirtschaft steht heute auf allen Gebieten vor der Frage der Neuordnung. Sie wird sich auch nachdrücklich mit der sozialen und technischen Seite des weitverzweigten Staubproblems[1] zu befassen und die ihr angemessenen Wege in die Zukunft festzulegen haben.

Der rasch wirkende giftige Staub, auch das Staub-Luftgemisch, dessen Staubgehalt die Zündungsschwelle übersteigt,

---

[1] Um nur eine Seite dieses Problems hier zu nennen: Löffler (4) schätzt die Verluste in Form von Ruß für Österreich insgesamt auf 50 bis 60000 t/Jahr, für Wien auf 10000 t/Jahr.

stehen an Opferzahl und Schadenssumme weit hinter jenem Staub zurück, der als scheinbar harmloser, wenn auch lästiger Gast im Betrieb ein langsames Zerstörungswerk betreibt. Die Anteilnahme aktiv oder passiv beteiligter Kreise[1] an Staubfragen im allgemeinen, an solchen schleichenden Staubgefahren im besonderen, hat sich allmählich gründlich gewandelt. Sie hat dabei alle Grade von der schicksalergebenen Hinnahme zur übertriebenen Furcht durchlaufen und erst mit fortschreitender Erkenntnis vom Werden und Wesen der Staubkrankheiten (Röntgen!) einer Einstellung Platz gemacht, die dem schwierigen Problem sachlich und menschlich gerecht zu werden sucht.

Immerhin konnte es geschehen, daß die 1. deutsche Berufskrankheitenverordnung vom Jahre 1925[2], in der erstmalig der chronisch erworbene Schaden aus der Berufsarbeit neben den akuten Schadensfall trat, noch keinen entschädigungspflichtigen Staubschaden der Lunge kannte. Das Jahr 1929 brachte in der 2. Verordnung die Anerkennung der Staublunge als entschädigungspflichtige Berufskrankheit noch mit der Einschränkung auf bestimmte Betriebe. Und erst in der 3. Verordnung (in Kraft seit 1. 4. 37) tritt grundsätzlich für alle der Unfallversicherung unterliegenden Betriebe und Beschäftigungen die Erkrankung an einer Berufskrankheit neben die Körperverletzung durch Unfall, der Tod infolge einer Berufskrankheit neben den Tod durch Unfall.

Im Zuge der allgemeinen Rechtsangleichung bzw. der Verordnung zur Einführung sozialrechtlicher Vorschriften im Lande Österreich (1938) trat die zweifellos von sozialem Geist getragene Auffassung der 3. Verordnung auch in der

---

[1] Geschichtlich ist bemerkenswert, daß Paracelsus das chronische Lungenleiden der Bergleute, die „Lungensucht und das Asthma", beschrieben hat. Systematisch bearbeitet wurde die Staublungenerkrankung erstmalig von Ramazzini 1700 (5).

[2] In England (5) besteht seit 1918 ein Sondergesetz bezüglich Tod und Erkrankung der Bergleute an Silikose mit oder ohne Tuberkulose; ähnliche Gesetze bestehen auch in den Dominions.

neuen „Ostmark" in Kraft. Sie ist nach dem Rechtsüber-
gangsgesetz vom 1. 5. 1945 als österreichische Rechtsvor-
schrift in vorläufiger Geltung belassen. Nach Abzug einer
gewissen Anlauffrist deckt sich ihre zurückliegende Geltungs-
dauer somit im wesentlichen mit der Kriegsdauer. Ihre Auswirkung kann noch keine normalen Arbeitsverhältnisse wider-
spiegeln, auch noch kein abschließendes Urteil finden oder
erkennen lassen, inwiefern etwa besonders geartete Verhältnisse auf österreichischem Boden für die Zukunft Berücksichtigung verlangen. Eine Lockerung ist kaum wahrscheinlich oder wünschenswert, da innerhalb der Rahmenverord-
nung den Ausführungsbestimmungen der einzelnen Berufsgenossenschaften hinreichend Raum für wohlbegründete Ab-
weichungen von den deutschen Fassungen gegeben ist. Damit
erscheint aber auch die Marschrichtung der österreichischen
Entstaubungstechnik zunächst im wesentlichen festgelegt.

Das vorliegende Beobachtungs- und Erfahrungsgut im einschlägigen Schrifttum[1], als Durchschnitt über die Reichs-
grenzen teils der Vorkriegszeit, teils der Kriegsjahre zu
werten, spiegelt schon durch seinen Umfang[2] die Bedeutung
wider, die dem Problem heute beigemessen wird.

Es ist darüber hinaus ebenso aufschlußreich wie erschüt-
ternd. Von den Folgen für Volkskraft und Volksgut ganz
zu schweigen: Ein Meer persönlichen Leides und schwerer

---

[1] Eine ausgezeichnete Übersicht vermittelt:
„Staub" Veröffentlichungen der Staubbekämpfungsstelle beim Verbande
der deutschen gewerblichen Berufsgenossenschaften und Umschau über
das Schrifttum. Die Schriftenreihe erscheint vierteljährlich; das Heft
Nr. 20 trägt den Ausgabevermerk 1. 4. 1943; eine Fortführung der
Reihe wäre außerordentlich zu begrüßen.

[2] Im Jahre 1930 erschien als dreiundzwanzigste Berichtsfolge des Koh-
lenstaubausschusses des Reichskohlenrates: K n a b n e r, O. „Das Schrifttum über Kohlenstaub. Eine Zusammenstellung der einschlägigen Veröffentlichungen", Berlin, VDI-Verlag.
Das Verzeichnis führt bereits rund 3000 Veröffentlichungen an. Mit ähn-
lichem Erfolg werden im In- und Ausland die anderen Teilgebiete des
Gesamtproblems bearbeitet.

wirtschaftlicher Sorgen läßt sich hinter den nüchternen Zahlen kaum erahnen, die in raschem Anstieg nach dem Inkrafttreten der 3. Verordnung die Staublunge an die erste Stelle unter den Berufskrankheiten rückte. Nicht etwa auf Grund eines plötzlich verstärkten Gefahrenmomentes an den staubverdächtigen Arbeitsstätten, sondern einfach als Ergebnis erhöhter Aufmerksamkeit und verbesserter Diagnostik. Daß daneben dank der getroffenen gesetzlichen Maßnahmen die anderen Berufskrankheiten allgemein und deutlich eine rückläufige Bewegung zeigen, ist Hoffnung und Ansporn zugleich.

So gilt der Kampf heute auf der ganzen ersten Linie der Staublunge oder nach der weitaus gefährlichsten Staubart, dem freie Kieselsäure[1] enthaltenden Gesteinsstaub (6), der Silikose. Für die Bedeutung dieses Kampfes einige Zahlen (7):

Die deutsche Töpferei-Berufsgenossenschaft hat im Jahre 1933 für schwere Silikosen rd. 600.000 RM als Renten und Behandlungskosten aufgewendet, die Steinbruchs-Berufsgenossenschaft im Jahre 1936 für entschädigungspflichtige Silikosen rd. 341.000 RM ausbezahlt. Bei der Maschinen- und Kleineisen-Berufsgenossenschaft entfallen laufend etwa 25 % der Gesamtaufwendungen auf Silikosen. Für die Silikosen der Bergarbeiter aber erreichte der Aufwand der Knappschafts-Berufsgenossenschaft allein im Jahre 1938 die Summe von 10,7 Millionen RM.

A. B ö h m e nannte 1934 (8) gegenüber einer durchschnittlichen Tuberkulosesterblichkeit der englischen Arbeiter von 21 auf 10.000 Lebende für die Arbeiter in Quarzitbrüchen 223, in Zinnbergwerken 176, bei Metallschleifern 152, bei Sandsteinmetzen 137, in der Granitindustrie 57, während die deutschen Statistiken eine zwar geringere, aber nicht weniger eindeutige Erhöhung der Tuberkulosesterblichkeit in staubgefährdeten Betrieben erkennen ließen: für die Remscheider Metallschleifer der Berichtszeit beispielsweise eine Sterblich-

---

[1] Kieselsäure = Siliziumdioxyd = SiO_2.

keit von 97,6 gegenüber 17 bei der gesamten dortigen Bevölkerung.

Solche Zahlen wirkten und wirken natürlich aufrüttelnd mit dem erfreulichen Ergebnis, daß sich immer neue Kräfte in den Kampf gegen den ebenso heimtückischen wie erbarmungslosen Feind einreihen: Heimtückisch, weil z. B. keinerlei besondere Reizerscheinung rechtzeitig das Alarmzeichen „Silikosegefahr!" gibt; unbarmherzig, weil das unaufhaltsame Schicksal des Staublungenkranken frühzeitig besiegelt erscheint. Denn es gibt noch keine aussichtsreiche Behandlung der Staublungenerkrankungen; die Bekämpfung liegt nur in der technischen und medizinischen Vorbeugung.

Aber ein erkannter Feind ist immerhin ein schon geschwächter Feind. Und die weit vorgeschrittene Kenntnis um die Reihung gewerblich und industriell wichtiger Staubarten nach ihrer Gefährlichkeit zeigt andererseits auch Lichtblicke. Unbeschadet der Feststellung (9), daß kein Staub dem menschlichen Organismus zuträglich ist, daß beim Zusammentreffen ungünstiger Umstände jeder Staub früher oder später zu einem Staubschaden führen kann, haben sich doch manche Staube, z. B. Kohlenstaub und Zementstaub, als verhältnismäßig harmlos, viele beunruhigende Befürchtungen hinsichtlich der Staubarbeit als übertrieben herausgestellt (10).

So gibt es nach dem heutigen Stand der Erkenntnis keine organischen Staubarten, die zu einer echten Staublunge führen. Die in der ersten Zeit der Silikosebekämpfung herrschende Ansicht: Keine Staublunge ohne Kieselsäure! ist unterdessen allerdings der Einstellung gewichen, daß auch andere mineralische Staube zu schweren, silikoseähnlichen Schädigungen der Lunge führen können. Wobei selbstverständlich zum Mindestgehalt z. B. an freier Kieselsäure noch andere Faktoren, seien es Staubeigenschaften oder in der Person und Umgebung des Arbeiters liegende Momente treten müssen, um die Prognose der Staublungengefahr zu begründen.

Richtungsweisend, freilich keineswegs im Sinne einer Erleichterung seiner Aufgabe, nimmt dabei der Entstaubungstechniker die Feststellung des Arztes zur Kenntnis, daß sich das Bindegewebe der Lunge gegen Teilchen über $^{10}/_{1000}$ mm (10 μ) als verhältnismäßig unempfänglich erweist, daß seine natürliche Abwehrkraft an dieser Grenze zu erlahmen beginnt, und daß die gefährlichste Teilchengröße etwa zwischen diesem Wert und $0{,}5$ μ vermutet wird (11).

Der Teilchenform, ob mehr kugelig oder eckig, ob Fasern oder Blättchen, wird wirkungsmäßig keine ausschlaggebende Bedeutung zugemessen. Sie ist im übrigen ja aus dem Werdegang des Staubes und aus den physikalisch-mineralogischen Eigenschaften des Staubbildners zwangläufig gegeben und auch für den Techniker nur insofern von Interesse, als er bei der theoretischen Beurteilung seiner Staubsammelgeräte veranlaßt sein kann, von den klassischen Kugelfallgesetzen für Staubteilchen abzurücken (12).

2. Das Wesentliche über die Natur der gewerblichen Staube und über ihre schädlichen Wirkungen auf den Organismus.

Gesundheitsschädigungen durch organische oder unorganische Staube kommen in zahlreichen Berufsgruppen vor. Zu den Umständen, die für die schädlichen Wirkungen der Staube maßgebend sind, zählen im wesentlichen:

A. Physikalische und chemische Eigenschaften.

a) Gestalt. Scharfkantige, rissige, splitterförmige oder faserige Teilchen rufen Reizungen der oberen Luftwege hervor. Für die Lungenbläschen jedoch ist die äußere Form der Staubteilchen ziemlich bedeutungslos, weil größere Teilchen (über 10 μ) in den oberen Luftwegen abgefangen werden und bei den kleineren Staubteilchen, die in die Lungenbläschen gelangen, die äußere Form keine wesentliche Rolle mehr spielt. Ausnahmen kommen allerdings vor, z. B. bei Asbestose.

b) Löslichkeit. Löslicher Staub ist, soweit er ungiftig ist, für den Körper im allgemeinen nicht schädlich, unlöslicher wirkt immer als Fremdkörper.

c) Chemisch-mineralogische Zusammensetzung. Diese ist von grundsätzlicher Bedeutung.

B. Verhältnisse, die in der Person des Beschäftigten selbst und in seinen Arbeitsbedingungen liegen.

a) Konstitution. Starke Verwachsungen des Brustkorbes oder ausgesprochene Abplattung desselben, starke Verengungen der Nase und hiedurch bedingte Mundatmung u. ä.

b) Alter und Geschlecht. Große Staubempfindlichkeit von Frauen und Jugendlichen. Frauen haben ein zarteres, leichter zu schädigendes Lungengewebe und geringere Luftreserve der Lunge als Männer. Die Staubempfindlichkeit der Jugendlichen ist durch das Wachstum des Körpers und der Lunge bedingt.

c) Empfänglichkeit. Und zwar

1. erbliche; Selbstreinigungskraft der Lungen; Intensität der Reaktion des Körpers auf den eingedrungenen Staub.

2. erworbene; diese kann sein eine

a) dauernde; erhöhte Anfälligkeit nach überstandenen Lungenkrankheiten,

b) vorübergehende; Schwächung der Staubabwehr, bedingt durch äußere Verhältnisse, und zwar:
Schlechter allgemeiner Körperzustand infolge allgemeiner Übermüdung, falsche oder mangelhafte Ernährung, starker Alkohol- oder Nikotingenuß, Überlastung durch übernormale Beanspruchung infolge großer Staubmengen, zu langer Arbeitszeit, zu kurzen Arbeitspausen, ungenügender Freizeit, falscher Freizeitgestaltung,

d) Dauer und Intensität der Beschäftigung; Körperhaltung und Gehalt der Atemluft an Staub und Wasserdampf. Je intensiver die Arbeit, je tiefer dabei geatmet werden muß, je mehr die Atmungsöffnungen dabei der Staubquelle genähert werden müssen, je länger die Staubarbeit dauert, desto mehr wird die Staubaufnahme begünstigt.

Staubmengen bis 50 mg/m³ Atemluft gelten im allgemeinen noch als erträglich. Staubmengen über 100 mg/m³ sind bedenklich. Grundsätzlich soll der Staubgehalt der Atemluft unter 20 mg/m³ liegen.

Die Anwesenheit von Wasserdampf im Arbeitsraum ist von erheblicher Bedeutung. Der feine Staub ist wegen der Oberflächenspannung des Wassers sehr schwer benetzbar und somit nur sehr schwer niederzuschlagen. Hingegen sind die Wassertröpfchen von 2 bis 5 μ Größe gute Träger für die feinen Staubteilchen, die sie mit der eingeatmeten Luft in die Lunge führen. Da die Staubnebel nur einen geringen Reiz auf die natürlichen Abwehreinrichtungen des gesunden Körpers ausüben, lassen sie diese nicht voll wirksam werden. Daher ist z. B. das Naßschleifen oder selbst das Naßbohren (im Bergbau) u. U. bedenklicher als der entsprechende trockene Arbeitsvorgang. Allerdings gibt es Verfahren, bei denen der Feinstaub im Augenblick der Entstehung vom Wasser bespült und niedergeschlagen wird.

C. Die Witterung.

Warmes und trockenes Wetter befördert die Staubbildung.

D. Art und Weise der unmittelbaren Einwirkung.

a) Ablagerung auf der Haut und auf den oberflächlichen Schleimhäuten. Folgen für die Haut und die oberflächlichen Schleimhäute sind einfache Verfärbungen, Reizungen oder Verätzungen, Ekzeme, Geschwüre, akute und chronische Schleimhautkatarrhe, asthmatische Zustände u. ä.

b) Verschlucken der in den oberen Luftwegen abgelagerten oder mit beschmutzten Fingern, Lebensmitteln, Rauchwaren usw. an den Mund gebrachten Staubteilchen. Die Folgen sind Schädigungen im Magen- und Darmkanal durch mechanisch reizende oder giftige Eigenschaften des Staubes.

c) Einatmen in die tieferen Luftwege und in die Lungen. Die Folge ist eine bedeutsame Verstaubung der Lungen im Laufe der Jahre selbst bei geringfügigen Staubmengen in der Atemluft. (Bei mittlerer Tätigkeit atmet der erwachsene Mensch in der Stunde etwa 500 Liter Luft ein.)

Allerdings wird ein beträchtlicher Teil des Luftstaubes von den Lungenbläschen durch die Selbstschutzeinrichtungen des gesunden Körpers ferngehalten, und zwar durch das Nasenfilter bis etwa 50 %, durch Reflexe des Niesens, Hustens, Räusperns und durch die Flimmerzellen- und Staubzellentätigkeit etwa 25 bis 40 %; in die Lungenbläschen gelangen somit nur etwa 10 bis 25 % des eingeatmeten Staubes.

Hier erweist sich nun die wichtige Tatsache[1], daß sich die Erkrankungen grundsätzlich in anatomischer, klinischer, prognostischer und versicherungsrechtlicher Hinsicht unterscheiden. Wir kennen Staube, die die Lunge auch bei andauernder und beträchtlicher Einstaubung nur unwesentlich in Mitleidenschaft ziehen, und solche, die sie nach geringfügiger und vorübergehender Einwirkung aufs schwerste zu schädigen vermögen. Demnach gliedern sich die Staube in „harmlose" und „gefährliche" und die Staubschäden in gut- und bösartige Krankheitsgeschehnisse.

1. Harmlose Staube. Sie wirken sich im Körper als gewöhnlicher Fremdkörper von besonderer Eigenschaft aus, wecken an den Ansiedelungsstellen Abwehrmaßnahmen einfacher Art, ziehen das Organgefüge gewiß in Mitleidenschaft, schädigen aber die Organtätigkeit auch bei mächtigen und dauernden Einstaubungen nur unerheblich. Der Hauptschaden klingt mit der Beendigung der Einstaubung einfach ab oder heilt unter Hinterlassung geringfügiger Veränderungen ohne nennenswertere Beeinträchtigungen der Organtätigkeit aus, schreitet aber, was wesentlich ist, nach dem Aussetzen der Staubarbeit von sich aus nicht fort.

Die gutartigen Staubschäden harmloser Staube werden allgemein als Staubkatarrhe oder Verstaubungen der Lunge

---

[1] cit. **Winkler** (13).

bezeichnet und nach den sie verursachenden Stauben unterteilt.

Allerdings kann es vorkommen, daß bei kräftigen, andau-
ernden Einstaubungen vorhandener Narbenfelder auch gewisse harmlose Staube mittelbar — gleichsam als Übergang
von den Verstaubungen zu den Staublungenerkrankungen —
einen bleibenden Ausfall funktionstüchtigen Lungengewebes
hervorrufen.

Zu den harmlosen Stauben gehören u. a. Kohle, Ton, Gips,
Zucker usw.

2. Gefährliche Staube. Im Gegensatz zu den harmlosen
schädigen gefährliche Staube das Organgefüge so wesentlich,
daß sich über kurz oder lang erhebliche Beeinträchtigungen
der Organtätigkeit ergeben, die über eine beträchtliche Herab-
minderung der körperlichen Leistungsfähigkeit mit lebens-
bedrohenden Zustandsbildern zu endigen pflegen. Die von
den gefährlichen Stauben verursachten bösartigen Staubschäden der Lunge faßt man unter dem Begriff der Staublungenerkrankungen zusammen. Bis vor kurzem kannte man
nur eine: Die durch Kieselsäurestaub verursachte „Silikose“.
Aus jener Zeit stammt wohl auch die Gleichstellung des
Begriffes Staublungenerkrankung mit Silikose. Heute sind
eine Reihe echter Staublungenerkrankungen, d. h. das Organgefüge wesentlich und die Organtätigkeit erheblich beein-
trächtigender Staubschäden bekannt. So kennen wir Staubschäden, die durch Verätzungen an den Ansiedlungsstellen
des Staubes oder durch giftige Auswirkungen gekennzeichnet
sind, andere, die durch akute, chronische, in bösartige Neu-
bildungen ausmündende Entzündungen und schließlich solche,
die durch fortschreitende Wucherungen und Verschwielun-
gen des Gewebes auffallen.

Eigentümlich für eine Reihe von Staublungenerkrankungen, insbesondere für die Silikose, ist, daß sie erst Jahre nach
dem Aussetzen einer vielleicht nur kurzen Staubarbeit zur
Entwicklung kommen, und daß auch sehr leichte Organver-

änderungen von sich aus bzw. von den ersten Staubherden aus „schicksalsgemäß" fortschreiten können, um erst nach Jahren als schwere Staublungenerkrankungen zum Tode zu führen.

Man unterteilt die Staublungenerkrankungen nach den verursachenden Stauben und spricht von Silikose, von Asbestose, Aluminose, Porphyrose, von Thomasschlackenmehlerkrankung usw.

Zu den gefährlichen Stauben gehören somit u. a. Quarz, Sandstein, Quarzit, auch Granit und Gneis, weiters Sandschiefer, Porzellanmasse und -glasur, gewisse feuerfeste Steine (Silika, Garnister, Dinas, Quarzitstein), verschiedene Sandsorten, die als Putzmittel, als Formsand oder für Sandstrahlgebläse verwendet werden, weiters Asbest u. ä.

3. Mischstaube. Reine Verstaubungen und reine Staublungenerkrankungen trifft man selten an, überaus häufig dagegen Mischstaub- oder Staubgemischerkrankungen, d. h. Erkrankungen der Lunge, die durch Gemische harmloser und gefährlicher Staube verursacht sind. Von diesen Staubgemischerkrankungen kommt den Mischstaubsilikosen besondere Bedeutung zu.

Wirken gefährliche und harmlose Staube zusammen zu gleicher Zeit und am selben Ort, dann bekunden sie vielfach ein ganz anderes Verhalten, als wenn sie allein wirken. Krankheitsbild und Krankheitsverlauf werden dabei durch die Beschaffenheit des Staubgutes, durch die Größe des Anteils an gefährlichem Staub bestimmt. Für die Staubgemischsilikose im besonderen gilt, daß gewisse harmlose Staube den in wässeriger Lösung befindlichen Kieselsäurekolloiden durch Gelatinieren ihre Gefährlichkeit mehr oder weniger nehmen können.

Andere harmlose Staube zeichnen sich dadurch aus, daß sie gierig Wasser aufnehmen, das Staubgut verklumpen und dem gefährlichen Staub das Eindringen in das Lymphgefäßnetz erschweren oder unmöglich machen. Wieder andere verstärken die Auswirkungen der gefährlichen Staube. Daraus folgt, daß die Staubgemischerkrankungen bald gutartig, bald überaus bösartig verlaufen. Entsprechend einer Unterteilung nach den beteiligten Stauben spricht man z. B. von Porphyrsilikose, von Zementsilikose, Flachsstaubsilikose usw.

E. Giftige, infektiöse, feuer- und explosionsgefährliche Eigenschaften der Staube.

Staube giftiger Stoffe und deren Verbindungen, wie z. B. Blei, Bleiweiß, Arsen, Phosphor, Mangan, wirken selbstverständlich schon ihrer Natur nach in kleinsten Mengen verderblich auf den menschlichen Körper ein, ebenso Staube von Stoffen, die gefährliche Bakterien oder Bazillen tragen.

Endlich sei die Feuer- und Explosionsgefährlichkeit vieler Staubarten, z. B. von Zelluloid, Magnesium, Aluminium, Getreide, Zucker, Leder u. a. ganz besonders betont.

3. Zur Fernwirkung von Staubgefahren.

Der Begriff „staubgefährdet" bleibt nicht auf die unmittelbare Umgebung des Staubherdes im Betrieb beschränkt. Schon bei schwacher natürlicher Luftbewegung werden gerade die bedenklichsten Anteile gefährlicher Staube, die sich mit großer Leichtigkeit in der Luft schwebend erhalten, in benachbarte Räume und darüber hinaus getragen, wenn sie den Betrieb nicht überhaupt auf gewollten Wegen, durch Schornsteine usw. verlassen. In der engeren und weiteren Nachbarschaft, oft in erstaunlich weitem Umkreis, können die schädlichen Wirkungen des Staubes Menschen, Tiere und Pflanzen treffen, wenn nicht für eine ausgiebige Reinigung der Betriebsabgase, der Dämpfe, Dünste, der Abluft und auch der Abwässer vorgesorgt ist.

Zu den Umständen, die im Nahkampf Art und Stärke des Staubangriffs bestimmen, treten dann — in der Fernwirkung — die klimatischen, meteorologischen und geologischen Verhältnisse der staubverseuchten Gegend, treten Fragen der Geländegestaltung, der Bodenbepflanzung, der Besiedlungsdichte, kurz die gesamten menschlichen, tierischen und pflanzlichen Lebensbedingungen (05). Und mit der Ausdehnung des Kampffelds wachsen die Schwierigkeiten der Voraussicht, der Deutung und Abwehr von Staubschäden. Denn es sind oft sehr verschlungene und unerwartete Wege, auf denen der Staub scheinbar naheliegende Opfer zu umgehen, an andere wieder unmittelbar oder über die pflanzliche oder tierische Nahrung, auch über das Trink- oder Nutzwasser heranzukommen weiß.

Selbstverständlich sind, wenn auch außerhalb des hier vorgelegten Rahmens, die gasförmigen Schädlinge in ihrer Fernwirkung nicht weniger verdächtig und überwachungsbedürftig. Die schweflige Säure beispielsweise, die an nebligen, regnerischen Tagen über der Umgebung von Verfeuerungsstellen schwefelreicher Brennstoffe oder anderer SO_2-Quellen niedergeht, kann nach Schädlichkeit und Menge auch nüchterne Vorstellungen weit übertreffen. Sie gilt heute nicht ohne Grund als das brennendste Problem der Abgasbehandlung, dem im allgemeinen nur durch weitgehende Verdünnung und Zerstreuung beizukommen ist, wenn die Verarbeitung auf Schwefelsäure wirtschaftlich nicht mehr lohnt.

Im übrigen reichen die fernhin wirkenden Belästigungen, Gefahren und Schäden aus Abgasen von der beschmutzten Wäsche und Wohnung bis zu Katastrophen wie etwa jener im Maastal (Dezember 1930), bei der 60 Tote und mehrere tausend Erkrankte zu beklagen waren (14). Eine nur einigermaßen lückenlose Aufzählung würde jedenfalls den Rahmen unserer Betrachtungen weit überschreiten. Einige Beispiele seien aber doch angeführt. Ob als krasse Einzelfälle oder als alltägliche Erfahrungen herausgegriffen, mögen sie im Sinne und im Dienst einer erfolgreichen Staubabwehr zu immer weiteren Beobachtungen anregen. In enger Verknüpfung wirtschaftlicher Fragen mit solchen der Volkswohlfahrt stehen stets beachtliche, oft gewaltige Werte auf dem Spiel.

Der Fall der Selby-Kupferhütte in Montana (USA) ist in die Geschichte der Staubtechnik eingegangen (04): Von ihr berichtet z. B. H a s e l h o f f, daß sie nach dem Stand von 1925 täglich 10.000 t Erz verarbeitete und dabei nach den Berechnungen von V. K o h l s c h ü t t e r die folgenden täglichen Abgänge ins Freie schickte:

Arsentrioxyd	26910 kg,	Antimontrioxyd	1916 kg
Kupfer	1970 kg,	Blei	2170 kg
Zink	2785 kg,	Oxyde von Eisen u. Aluminium	8100 kg
Wismut	400 kg,	Mangan	80 kg
Kieselsäure	4660 kg,	Schwefeltrioxyd	203200 kg
Schwefeldioxyd	2104700 kg.		

Mit Ausnahme der Schwefelverbindungen dürften heute natürlich die wertvollen Staube so gut wie vollständig erfaßt werden. Es ist aber als sicher anzunehmen, daß die ungeheuren Mengen giftiger Staube, die sich vor der Errichtung wirksamer Staubsammler jahrelang auf die Umgebung des Kupferwerkes ergossen haben, tiefe Spuren im Bild der Landschaft und in der Gesundheit ihrer Bewohner hinterlassen haben[1].

Bemerkenswert ist auch der Fall des Zementwerkes in Riverside (Kalifornien) (15). Gegen die schweren Schädigungen ihrer Orangen- und Zitronenzucht durch den kalihaltigen Zementstaub hatten die benachbarten Plantagenbesitzer Klage erhoben; das riesige Werk stand vor der Frage der behördlichen Stillegung oder der Errichtung einer wirksamen Entstaubungsanlage. Ein Elektrofilter — es war (1925) eine der ersten Großanlagen — brachte mit der Verarbeitung einer stündlichen Gasmenge von 1 Million m³ die Lösung, indem es täglich 40 t Zementstaub ausschied und von den gefährdeten Pflanzungen abhielt.

---

[1] Vgl. insbesondere Löser (04), S. 88 u. ff. über die Auswirkungen von Arsen, arsenige Säure, Arsentrioxyd auf Menschen, Tiere und Pflanzen.

Die Angabe eines Staubgehaltes von $6\,g/m^3$ mag an sich nicht viel besagen. In der Feststellung (04) aber, daß in den drei norddeutschen Braunkohlenrevieren der Vorkriegszeit aus 40 Millionen m^3 Brüden stündlich etwa 240 t Braunkohlenstaub ausgeschieden wurden, vermag doch die technische und die wirtschaftliche Seite einer solchen Entstaubungsaufgabe zu beeindrucken. Und es verlohnt sich wohl, einmal die gewaltigen Staubsammler aus den Betrieben weg- und die Folgen auszudenken, die sich für das Aussehen der Werke und ihrer Umgebung und für das Gesundheitswesen ganzer Landstriche ergeben müßten, obwohl es sich dabei nur um einen verhältnismäßig „harmlosen" Staub handelt.

Der Anteil der Hausfeuerungen an der Staub- und Rußplage ist umstritten; er mag tatsächlich gelegentlich überschätzt werden. Bedenklicher sind schon, wo sie zahlreicher auftreten, gewerbliche Feuerungen der Bäckereien, Brauereien, Wäschereien, des keramischen Gewerbes u. a. Jedenfalls wird auch heute noch in allzuvielen dieser kleinen und mittleren Feuerungsstätten Kohle in mehr althergebrachter als einwandfreier Weise verheizt, wie etwa die reichliche Deputatkohle in den Siedlungen unserer österreichischen Braunkohlengebiete. Wer Gelegenheit hatte, in den zugehörigen Siedlungsgärtchen auf Gemüsepflanzen, auf Beeren und Baumobst den schwarzen, klebrigen und spülfesten Überzug zu beobachten, wird die Befürchtung nicht los, daß es hiezu in den Atmungsorganen der Menschen und Tiere ein Gegenstück gibt. Hier kann derzeit nur unablässige Aufklärung und die Erziehung zu sachgemäßer Beschickung sachgemäß gebauter Öfen und Herde Besserung bringen, eine Werbung, wie sie etwa von den großen Kohlenvertrieben in eindringlicher Weise für die richtige Verwendung ihrer Erzeugnisse betrieben wird (16).

Auch das Verhalten der Tierwelt gegenüber einer schleichenden oder stürmischen Vergiftung aus Staubquellen ist im vorliegenden Zusammenhang nur insofern von Interesse, als daraus Schaden verhindernde oder behebende Maßnahmen im Volksgesundheitsdienst abgeleitet werden können. Eindeutige Beobachtungen in dieser Richtung und Nachweise auf wissenschaftlicher Grundlage liegen zahlreich vor; ein besonders feinfühliger Indikator scheint dank ihres hochentwickelten Geschmacks- und Geruchssinnes die Biene zu sein (17).

Wenn der Obstzüchter mangelhafte Befruchtung der Baumblüte feststellt, weil die Bienen eingestäubte oder angesäuerte Blüten nicht mehr befliegen, oder wenn der Bienenzüchter den Eingang ganzer Völker beklagt, weil sie etwa aus arsenhältigen Niederschlägen vergiftet und landstrichweise zum Aussterben verurteilt sind, dann ist die Aufdeckung der Schadensquelle offenbar ebenso brennend wie die Frage nach ihrer gemeingefährlichen Auswirkung und nach ihrer Abriegelung.

Nicht weniger alarmierend muß wirken, wenn sich in der Nähe einer industriellen staubverdächtigen Anlage bei Haustieren oder beim Wild gewisse Krankheitsbilder wie Freßunlust, Abmagerung, Knochenveränderung oder Haarausfall häufen. Die Mannigfaltigkeit dieser Erscheinungen bleibt hinter jener der möglichen Ursachen nicht zurück; ihr entspricht auch der Umfang des einschlägigen Schrifttums, auf das hier zu verweisen ist. Man kann einwenden, daß, was Garten und Feld zur menschlichen Nahrung beisteuern, im Gegensatz zum Tierfutter gewaschen und gekocht wird. Trotzdem bleibt stets die Frage berechtigt, wieweit einem als Störenfried erkannten Betrieb eine Rücksichtnahme auf das öffentliche Wohl nach dem jeweiligen Stand der Technik zugemutet werden muß und zugeschoben werden darf.

4. Zur Feststellung von Staubgefahren.

In den Anfängen systematischer Staubbekämpfung hat einfach der Eindruck verdorbener Atemluft, haben Hustenreiz, entzündete Augen oder ähnliche Warnungszeichen auf Abhilfe sinnen lassen. Es folgte die Erkenntnis von der Gefährlichkeit gerade der feinen, unsichtbaren Schwebeteilchen und die Erfahrung, daß auch eine dem Augenschein nach staubfreie Luft genug Feinstaub enthalten kann, um eine Staublunge hervorzurufen. Heute bildet die zuverlässige art- und mengenmäßige S t a u b m e s s u n g im staubigen Betrieb die Voraussetzung für jede ziel- und verantwortungsbewußte Entscheidung von Seiten des Technikers wie des Arztes oder des Aufsichtsdienstes. Sie bietet allerdings selbst mit zweckdienlichen Geräten in erfahrenen Händen erhebliche Schwierigkeiten, denen aber ein umfangreiches Schrifttum über das Meßwesen der Staubtechnik Rechnung trägt.

Wie das Gerät selbst ist natürlich die Anlage und Durchführung der Versuche dem jeweiligen Zweck anzupassen. Es ist etwas anderes, ob der Arzt in einem staubverdächtigen Betrieb die Häufung gewisser Krankheitsbilder aufzuklären sucht, oder ob die Gewerbeaufsicht durch Freiluftmessungen die Schadensquellen eines ganzen Industriegebietes anpeilt; etwas anderes wieder, ob ein Abnahmeversuch an der Entstaubungsanlage die Erfüllung von Gewährleistungen nachzuweisen hat, oder ob aus Stichproben in den Arbeitsräumen die Einhaltung gewerbepolizeilicher Vorschriften hervorgehen soll. Und schließlich wird der anzustrebende Genauigkeitsgrad der Messungen in Fragen des Gesundheitsschutzes ein anderer sein müssen, als in jenen Fällen, in denen nur geldliche Belange, wenn u. U. auch sehr erheblichen Grades, im Spiele sind.

Die erwähnten Schwierigkeiten sind weniger in der zweckgerechten Handhabung der verschiedenen Geräte[1] (18) als

---

[1] Neben der Messung der trockenen Staubablagerung etwa in g/m^2 je Tag, oder neben der Messung der Staubmenge aus dem feuchten Niederschlag (Regen, Schnee), oder schließlich neben der gewichtsmäßigen Bestimmung des in einer gewissen Luftmenge enthaltenen Staubes sind zu nennen:
Die Staubzähler nach Liesegang oder Owens,
das Konimeter von Zeiß, die Freiluftkonimeter von Lehmann, Löwe und Tränkle, das registrierende Konimeter von Löwe-Zeiß,
das Tyndallometer von Leiß,

in der treffenden Auswahl der Meßstellen und in der richtigen Deutung der Ergebnisse zu suchen.

Bei Messungen in geschlossenen Leitungen lassen wohlbegründete Regeln (19) für die Beschaffenheit der Meßstrecke und für die Lage und Einteilung des Meßquerschnitts noch zuverlässige Mittelwerte erwarten (20). Der Beobachter aber, dem der flüchtige Zigarrenrauch im Zimmer oder die labile Rauchfahne an der Schornsteinmündung etwas über die Unbeständigkeit von Luftströmungen zu sagen hat, wird an Messungen in Arbeitsräumen oder gar im Freien immer nur mit kritischer oder skeptischer Vorsicht herangehen (21). Überraschende Ergebnisse in scheinbar einfach gelagerten, widerspruchsvolle in scheinbar gleich gearteten Fällen, ferner starke örtliche und zeitliche Schwankungen auch in nächster Umgebung der Arbeitsstellen bzw. der Staubherde sind oft nicht zu vermeiden und mit gebührender Reserve zu beurteilen.

Hiezu kommen noch Schwierigkeiten von seiten des Staubes selbst. Schon der homogene Staubbildner liefert im allgemeinen Fraktionen ganz verschiedener Schwebefähigkeit bzw. Fälligkeit; mit zunehmendem Abstand vom Staubherd ändern sich deshalb nicht nur der Staubgehalt der Luft, sondern auch die Staubfeinheit und die Merkmale etwaiger Staubschäden.

In erhöhtem Maße gilt dies vom nicht homogenen Staubbildner oder auch von Mischstauben. Es genügt hier nicht, über die Zusammensetzung des Ausgangsgutes unterrichtet zu sein, weil wesentliche Unterschiede zwischen dieser und der Zusammensetzung des Staubes bestehen können. Da die beteiligten Stoffe infolge verschiedener Härte und Spaltbarkeit der Zerkleinerung ungleichen Widerstand leisten, reichern sich einzelne mit fortschreitender Staubbildung an. Ihre

---

das photoelektrische Staubregistriergerät nach Kodel u. a.
Über den Wert oder Unwert eines Meßverfahrens kann nur im Hinblick auf den Endzweck der Messung entschieden werden.

Flugfähigkeit und ihr Verhalten zu der engeren und weiteren Umgebung wird zudem von ihrer bevorzugten Teilchenform — mehr blättrig oder kugelig — und von ihrem spezifischen Gewicht geregelt: Lauter Einflüsse, die trotz erheblichen Arbeits- und Zeitaufwandes für die Messungen ein klares geschlossenes Bild von den Bedingungen und Aussichten des Gesundheitsschutzes vereiteln können.

III. Die Staubabwehr im Betrieb.

1. Allgemeine Richtlinien der Staubabwehr.

Der Kampf gegen den Staub ist auch auf dem Feld des Gesundheitsschutzes nicht kompromißlos zu führen. Der absolute Erfolg, die einzig durchgreifende Maßnahme, das Verbot jeglicher Staubbildung, käme in der Tat einem Verbot so ziemlich jeder gewerblichen oder industriellen Tätigkeit gleich, ganz abgesehen davon, daß ja das Erzeugnis vieler Arbeitsvorgänge gewollt in Staubform anfällt. Es gilt also, zwischen der unvermeidlichen Staubquelle und dem gefährdeten Menschen eine wirksame Abwehr aufzubauen, ohne den Arbeitsvorgang selbst technisch oder wirtschaftlich abzudrosseln. Wo diese Aufgabe münden kann, aber selbstverständlich nicht münden soll, zeigt u. a. eine Notiz aus dem Anthrazitgebiet von Südwales (22):

> „1938 wurden von insgesamt 434 Entschädigungszertifikaten 382 an Bergleute in Südwales ausgegeben und nicht weniger als 205 im Anthrazitgebiet. Die Entschädigungskosten betrugen allein für eine Grubengesellschaft 100.000 Pfund Sterling, und die finanzielle Belastung hat schon zur Schließung von Gruben geführt."

Zweifellos verlangt jede Lage ihre besonderen Entscheidungen (23). Was aber ein zielbewußtes Vorgehen mit durchaus vertretbarem Aufwand erreichen kann, wird auch dem Laien sichtbar, der etwa mit der Vorstellung der stimmungsvoll verstaubten Mahlstube der Müllerlieder den nüchtern sauberen Walzenstuhlboden einer Mühle unserer Tage betritt. Hier zeigt die mehr oder weniger vollständige Abkapselung

(24) des Arbeitsvorgangs zwar nicht den eingangs erwähnten absoluten, aber doch einen relativen Höchsterfolg in der Lösung jener Aufgaben, bei denen es sich um giftiges oder feuergefährliches, um ein besonders wertvolles oder empfindliches Staubgut handelt. Man wird solchen Aufgaben besonders häufig in Verbindung mit jenen der pneumatischen Förderung begegnen und feststellen, daß in ihnen wirtschaftliche und hygienische Forderungen mit wechselndem Übergewicht parallellaufen.

Wo der Gesundheitsschutz allein oder vorherrschend Art und Umfang der Staubabwehr bestimmt, rücken die Maßnahmen in den Vordergrund, die sich eindringlich auch an die verständnisvolle Mitarbeit der Belegschaft wenden müssen.

Grundsätzlich kann beispielsweise die individuelle Abschirmung des gefährdeten Arbeiters zum gleichen guten Erfolg führen wie die Einkapselung des Staubherdes. Ohne hier auf die Wertung der unter dem Sammelnamen „Staubmasken" laufenden Staubschutzgeräte (25) einzugehen, ist anzuerkennen, daß heute gegen jede Staubart und Staubgefahr wirksame Schirme vorliegen. Aber ebenso bekannt ist, daß bis heute keines der zahlreichen, an sich einwandfreien Modelle die offene oder versteckte Ablehnung seitens des Arbeiters überwinden konnte, zu dessen Schutz sie gedacht und geschaffen sind. Filtermaske oder Frischluftgerät, der einfache Wattebausch vor Mund und Nase oder der sinnreiche Preisträger eines Wettbewerbes wird für kurzfristigen Gebrauch vielleicht willig und verständnisvoll, im Selbsterhaltungstrieb oder unter zwingenden Betriebsvorschriften getragen und ertragen. Als Dauereinrichtung eines Arbeitsplatzes, unter oft schwersten körperlichen Bedingungen, in Hitze und schlechter Beleuchtung, womöglich noch mit der Auflage einer sorgsamen Pflege des Gerätes, wird auch die kaum fühlbare Beengung der Atmung rasch zur Last, das bestgemeinte Gerät „untragbar".

Dann wird unter der abstumpfenden Macht der Gewohnheit eine augenblickliche Erleichterung nur allzu sorglos mit einer fernen Gefahr erkauft, eine geläufige Erfahrung, die das Atemschutzgerät zur ultima ratio stempelt. Sie läßt nach den übrigen Möglichkeiten Ausschau halten, dem Staub unterwegs zwischen dem Staubherd einerseits und der gefährdeten Lunge andererseits wirksam zu begegnen. Ob dieses Unterwegs nur kurz ist, wie etwa vor der Schleifscheibe, oder nach Kilometern zählt, wie für Flugasche, die Aufgabe geht dann immer dahin, den Staub nahe am Entstehungsort und möglichst restlos zu binden, wenn aber seine Aufwirbelung nicht zu verhindern ist, ihn aufzufangen und unschädlich abzuführen.

Auf nicht wenigen Arbeitsstellen belohnt m. a. W. tatsächlich ein relativer Höchsterfolg die zielbewußte Staubabwehr insofern, als zwar die Staubbildung nicht völlig verhindert, aber doch der entstehende Staub an Ort und Stelle sofort niedergeschlagen wird. Und zwar handelt es sich dann nicht so sehr um die großen Sünder, um die Staubherde, die ohne zügelnden Eingriff täglich tonnenweise Staub auszuwerfen suchen, als vielmehr um die zahllosen Kleinbetriebe der Stauberzeugung, die in ihrer Alltäglichkeit leicht übersehen, als Gefahrenquelle unterschätzt werden.

Unter dem Bohrer und Meißel des Arbeiters entsteht Staub; Schleifmittel und Schleifgut geben Staub oft bedenklichster, kieselsäurehaltiger Art ab; der Weg zu Mund und Nase des ungeschützten Arbeiters ist kurz. Zu den Gefahren und Folgen aus dieser und ähnlicher Sachlage haben heute in zahlreichen Vorschriften die betroffenen Berufsgenossenschaften mit nachweisbaren und erfreulichen Erfolgen Stellung genommen. Wenn z. B. verordnet wird (26):

„In Steinhauereien müssen bei der Sandsteinverarbeitung, sofern dies nicht aus technischen Rücksichten unzulässig ist, die Werkstücke und bei warmer und trockener Witterung auch die Arbeitsplätze und die Fußböden der Arbeitsräume feucht gehalten werden.“,

so gilt dies sinngemäß nicht nur für alle Stufen der Gesteins-
aufbereitung und Verarbeitung, sondern auch für Betriebe
und Arbeitsvorgänge der keramischen Industrie, der Glasindustrie, in Metallschleifereien, in Putzereien, in Betrieben
des Bergbaues, in der Aufbereitung von Erzen, beim Tunnel-
bau. Es gilt überall, wo gebohrt, gesprengt, gespalten, ge-
schliffen, gestrahlt, poliert wird, wo Rohstoffe oder Abfälle
zerkleinert, gemischt, klassiert, gesiebt werden. Wo immer
der Staubbildner eine Wasserbehandlung erträgt, also seine
physikalischen Eigenschaften und seine chemische bzw.
mineralogische Zusammensetzung unter dem Wasserstrahl
nicht verändert, ist m. a. W. der Übergang zum nassen Arbeitsverfahren als besonders wirksame Abwehrmaßnahme in
erster Linie zu erwägen.

Ihrer Bedeutung in der Staubbekämpfung entspricht denn
auch die Verbreitung und der hohe Stand der technischen
Hilfsmittel des Naßverfahrens. Daß dieses Bild daneben be-
triebstechnisch und wirtschaftlich auch Schattenseiten zeigt,
sei hier nur nebenbei erwähnt; sie werden noch eingehend
zu besprechen sein. Da diese Nachteile aber, sei es allein
oder im Verein mit den Rücksichten auf den Werkstoff und
das Erzeugnis, oft genug hinreichen, den nassen Niederschlag
des Staubes unmittelbar am Entstehungsort auszuschließen,
bestimmt nach wie vor der vom Staubherd getrennt aufge-
stellte S t a u b s a m m l e r, bestimmen zu- und abführende
Rohrleitungen und der periodisch oder laufend entleerte
Staubbunker das äußere Bild weitaus der meisten Entstaubungsanlagen.

2. Die gesetzlichen Schutzvorschriften gegen Staubschäden in gewerblichen Betrieben.

A. Die Rechtsquellen im allgemeinen.

Die gesetzlichen Vorschriften gegen Staubschäden in
gewerblichen Betrieben sind zum Schutz der Arbeiter und
Angestellten und aus Gründen der öffentlichen Sicherheit

und des öffentlichen Wohles überhaupt erlassen worden. Die Rechtsquellen sind das Arbeitsrecht und versicherungsrechtliche Vorschriften sowie Rechtsvorschriften, die die allgemeine Regelung der Wirtschaft und den Schutz der Allgemeinheit zum Ziele haben. Da Österreich kein zusammenfassendes Arbeitsrecht besitzt, sind die einschlägigen Rechtsvorschriften in einer Reihe von Gesetzen, Verordnungen und Erlässen zerstreut aufgeführt.

Die ergiebigste Rechtsquelle ist das Arbeitsrecht. Als systematische Grundlage und zugleich als Richtlinie sozialer Regelung aller Arbeitsverhältnisse gelten die Bestimmungen des ABGB. II. Teil, 26. Hauptstück, §§ 1151 bis 1174. Danach ordnet das ABGB. das Arbeitsvertragsrecht (Dienstrecht) in das persönliche Sachenrecht ein.

Diese rein schuldrechtliche Auffassung des Arbeitsverhältnisses zwischen den formal zwar gleichgestellten, aber wirtschaftlich ungleich starken Vertragspartnern ist umstritten.

Tatsächlich hat sich das Arbeitsrecht so entwickelt, daß die im wesentlichen nach dem ABGB. privatrechtliche und schuldrechtliche Natur des Arbeitsverhältnisses mit öffentlich-rechtlichen Vorschriften zum Schutze der Arbeitnehmer und des allgemeinen Interesses durchdrungen worden ist. Damit kommt der Regelung des privaten Arbeitsverhältnisses in steigendem Maße öffentlich-rechtliche Bedeutung zu. Dies gilt besonders auf dem Gebiet des Schutzes des Lebens und der Gesundheit der Arbeitnehmer.

Da die Kosten für die Schutzmaßnahmen aus sozialen Gründen dem Arbeitgeber allein angelastet werden, wobei auf bereits erworbene Rechte und auch auf die allgemeine wirtschaftliche Lage Rücksicht zu nehmen ist, hat die Gesetzgebung das Bestreben gezeigt, sich beim Erlaß von Schutzvorschriften möglichst auf das Notwendigste zu beschränken.

Es erscheint im gegenwärtigen Zeitpunkt des Wiederaufbaues unseres Staates zweckmäßig, rückblickend auch die für das Leben und die Gesundheit der Arbeitnehmer und der

Allgemeinheit wichtigsten gesetzlichen Schutzvorschriften zu studieren, was am Beispiel des Staubschutzes erfolgen soll.

B. Die Rechtsquellen im einzelnen.

Nach österreichischem Recht obliegt dem Dienstgeber die Fürsorgepflicht gegenüber dem Dienstnehmer. Richtungsweisend für alle Arbeitsverhältnisse sind die Vorschriften des ABGB., § 1157, der zwingendes Recht setzt. Danach hat der Dienstgeber die Dienstleistungen so zu regeln, und bezüglich der von ihm beizustellenden oder beigestellten Räume und Gerätschaften auf seine Kosten dafür zu sorgen, daß Leben und Gesundheit des Dienstnehmers geschützt werden, soweit es nach der Natur der Dienstleistung möglich ist.

Da, wie erwähnt, kein zusammenfassendes Arbeitsrecht vorliegt, sind die Dienstverträge (Arbeitsverhältnisse) der einzelnen Dienstnehmergruppen in Sondergesetzen geregelt. Die Rechtsvorschriften des ABGB. gelten aushilfsweise. Als Beispiele für solche Sondergesetze seien angeführt: Das sechste Hauptstück der Gewerbeordnung für gewerbliche Hilfsarbeiter, das Angestelltengesetz vom 11. 5. 1921, BGBl. 292, das Journalistengesetz, das Schauspielergesetz usw.

Grundlegend im Rahmen dieser Betrachtungen sind die Bestimmungen der §§ 74 und 74 a des sechsten Hauptstückes der Gewerbeordnung, weil sich darauf und teils im Zusammenhalt mit den §§ 27 und 34 a des dritten Hauptstückes der Gewerbeordnung eine große Zahl schutztechnischer Verordnungen und Erlässe stützen, die als Rechtsquellen von gegenständlicher Bedeutung sind.

a) Der § 74 G. O. legt die Fürsorgepflicht des Gewerbeinhabers gegenüber seinen gewerblichen Hilfsarbeitern fest. Er lautet auszugsweise:

„(1) Jeder Gewerbeinhaber ist verpflichtet, auf seine Kosten alle jene sanitären Vorkehrungen zu treffen und alle sonstigen Einrichtungen, insbesondere auch bezüglich der Arbeitsräume, Maschinen und Werkgerätschaften herzustellen und zu erhalten, die bei dem Betrieb seines Gewerbes mit Rücksicht auf dessen Beschaffenheit oder die Art der Betriebsstätte zum Schutze des Lebens und der Gesundheit der Hilfsarbeiter erforderlich sind."

„(3) Auch gehört zu den Obliegenheiten des Gewerbeinhabers, dafür Vorsorge zu treffen, daß die Arbeitsräume während der ganzen Arbeitszeit nach Maßgabe des Gewerbes möglichst licht, rein und staubfrei erhalten werden, daß die Arbeitsräume, Arbeitsstätten und Arbeitsstellen erforderlichenfalls eine ausreichende künstliche Beleuchtung erfahren, ferner daß die Lufterneuerung immer der Zahl der Arbeiter und den Beleuchtungsvorrichtungen entspreche sowie der nachteiligen Einwirkung schädlicher Ausdünstungen entgegenwirke, und daß überhaupt die Verfahrens- und Betriebsweise in einer' die Gesundheit der Hilfsarbeiter tunlichst schonenden Art eingerichtet sei."

b) § 74 a G. O. lautet auszugsweise:

„(1) Der Bundesminister für soziale Verwaltung ist ermächtigt, im Einvernehmen mit dem Bundesminister für Handel und Verkehr zur Durchführung der vorstehenden Bestimmungen im Verordnungsweg allgemeine Vorschriften zum Schutze des Lebens und der Gesundheit der Hilfsarbeiter zu erlassen, sowie hinsichtlich einzelner Arten von Gewerben, gewerblichen Verrichtungen und Verfahren besondere Vorschriften solcher Art zu treffen. In diesen Vorschriften können insbesondere, soweit bestimmte gesundheitsgefährliche Gewerbe oder gewerbliche Verrichtungen in Betracht kommen, die Gewerbeinhaber auch allgemein verpflichtet werden, die Hilfsarbeiter einer periodischen ärztlichen Untersuchung unterziehen zu lassen.

(2) Derartige Vorschriften finden auf bestehende, bereits genehmigte Anlagen nur insofern Anwendung, als die dadurch bedingten Änderungen der Anlage ohne wesentliche Beeinträchtigung der durch den Konsens erworbenen Rechte durchführbar sind, es sei denn, daß es sich um Beseitigung von das Leben oder die Gesundheit der Arbeiter offenbar gefährdenden Mißständen handelt oder daß die gestellten Anforderungen ohne unverhältnismäßigen Kostenaufwand und ohne größere Betriebsstörung durchführbar sind."

c) Auf Grund dieser Rechtsvorschriften wurde zunächst die Ministerialverordnung vom 23. 11. 1905, öRGBl. Nr. 176 erlassen. Sie ist die wichtigste und gilt für alle gewerblichen Betriebe; sie bezweckt, den Anforderungen der Hygiene und Schutztechnik entsprechende bauliche Anlagen und innere Einrichtungen der Arbeitsräume zu sichern, zum Schutz der gewerblichen Hilfsarbeiter gegen die aus der gewerblichen Arbeit sich ergebenden Gefahren und Schäden. Die Verordnung einschließlich der dazu erlassenen B e t r i e b s v o r s c h r i f t e n ist allgemein gehalten und wurde durch eine Reihe auf gleicher Rechtsgrundlage ergangener schutztechnischer S o n d e r v e r o r d n u n g e n und Erlässe für einzelne Gewerbzweige oder einzelne besondere Einrichtungen oder Arbeitsverfahren in gewerblichen Betrieben ergänzt.

Die Sonderverordnungen für einzelne Gewerbzweige oder einzelne besondere Arbeitsverfahren, soweit sie als Rechtsquellen gegenständliche Bedeutung haben, sind:

1. Hochbauverordnung vom 7. 2. 1907, öRGBl. Nr. 24, mit welcher Vorschriften zur Verhütung von Unfällen und zum Schutz der Gesundheit der Arbeiter bei der gewerblichen Ausführung von Hochbauten erlassen wurden. (Siehe dabei insbesondere § 32 Abs. 5; §§ 40 bis 42; §§ 44 bis 46; § 48.)

2. Steinbruchverordnung vom 29. 5. 1908, öRGBl. Nr. 116 mit Vorschriften für den gewerblichen Betrieb von Steinbrüchen, Lehm-, Sand- und Schottergruben (§§ 47 bis 49; § 52; § 57.)

3. Papierfabriksverordnung vom 25. 9. 1911, öRGBl. Nr. 199; Vorschriften zum Schutze des Lebens und der Gesundheit der bei der Papierfabrikation beschäftigten Arbeiter. (Siehe dort insbesondere: B. 2 bis 6; 16; 18 bis 24; 26 bis 29.)

4. Zuckerfabriksverordnung vom 22. 8. 1911, öRGBl. Nr. 172; Vorschriften zum Schutze des Lebens und der Gesundheit der bei der Zuckerfabrikation beschäftigten Arbeiter. (Siehe B. 4, Abs. 3; 7, Abs. 2; 8, Abs. 1; 16 bis 22.)

5. Blei- und Zinkhüttenverordnung vom 8. 3. 1923, BGBl. Nr. 183, mit Vorschriften zum Schutz des Lebens und der Gesundheit der in den der Gewerbeordnung unterliegenden Blei- und Zinkhütten und Zinkweißfabriken beschäftigten Personen. (Siehe dort §§ 2 bis 24.)

6. Bleiwarenverordnung vom 8. 3. 1923, BGBl. Nr. 184, mit Vorschriften zum Schutz des Lebens und der Gesundheit der in gewerblichen Betrieben zur Erzeugung von Bleilegierungen, Bleiverbindungen und Bleiwaren beschäftigten Personen. (Siehe dort §§ 3 bis 25.)

7. Buchdruckereiverordnung vom 8. 3. 1923, BGBl. Nr. 185, mit Vorschriften zum Schutz des Lebens und der Gesundheit der in gewerblichen Betrieben mit Buch- und Steindruckerei- sowie mit Schriftgießereiarbeiten beschäftigten Personen. (Siehe dort §§ 2 bis 4; § 6; § 7, 5; §§ 8 bis 19.)

8. Anstreicher-, Lackierer- und Malerverordnung vom 8. 3. 1923, BGBl. Nr. 186; Vorschriften zum Schutz des Lebens und der Gesundheit der in gewerblichen Betrieben mit Anstreicher-, Lackierer- und Malerarbeiten beschäftigten Personen. (Siehe dort §§ 2 bis 12.)

9. Milzbrandverordnung vom 1. 8. 1922, BGBl. Nr. 258, mit Vorschriften zum Schutz des Lebens und der Gesundheit der Hilfsarbeiter gegen Milzbrand. (Siehe dort §§ 2 bis 23).

10. Richtlinien betreffend schutztechnische Vorkehrungen in Betrieben, in denen quarz- und asbesthältiges Material gewonnen, verwendet, bearbeitet oder verarbeitet wird.

Zahl 4400/ZGI/37 vom 2. 10. 1937. Diese Richtlinien sind nur als vorläufige Vorschrift für den internen Behördengebrauch ergangen. (Siehe dort I, A, 1 bis 10; B, 11 bis 13; II, 14 bis 26.)

d) In diese Gruppe von Sonderverordnungen gehören auch, obwohl anderen Rechtsursprungs, dem Sinne nach und dem Inhalt nach folgende reichsdeutsche Verordnungen und versicherungsrechtliche Vorschriften, die nach § 2 des Rechtsüberleitungsgesetzes vom 1. 5. 1945, StGBl. Nr. 6, als österreichische Rechtsvorschriften weiterhin Geltung haben:

1. Die Verordnung über Glashütten, Glasschleifereien, Glasätzereien, Glasmalereien, Glashafenfabriken und verwandte Betriebe vom 23. 12. 1938, RGBl. I S 1961 in der Fassung der Verordnung vom 13. 9. 1940, RGBl. I S 1246. (Siehe dort §§ 2 bis 20.)

2. Verordnung über die Herstellung, Verpackung, Lagerung und Einfuhr von Thomasmehl vom 30. 1. 1931, RGBl. I S 17 in der Fassung der 2. Verordnung über die Herstellung und den Vertrieb von Thomasmehl vom 30. 9. 1931, RGBl. I S 525. (Siehe dort §§ 2 bis 22.)

3. Verordnung über Magnesiumlegierungen vom 8. 3. 1939, RGBl. I S 239;

Verordnung bzw. Sicherheitsvorschriften für Magnesiumlegierungen vom 28. 7. 1938 in der Fassung der Änderung vom 15. 8. 1938, Deutscher Reichsanzeiger und Preußischer Staatsanzeiger Nr. 180 vom 5. 8. 1938, Berichtigung. (Siehe dort §§ 1 bis 8, bzw. §§ 1 bis 23.)

4. Unfallverhütungsvorschriften für die Herstellung von Aluminiumbronze (Aluminium in Pulverform). Herausgegeben vom Verband der deutschen gewerblichen Berufsgenossenschaften.

5. Ebenso für die Sandsteingewinnung, -bearbeitung und -verarbeitung. Herausgegeben vom Verband der deutschen Berufsgenossenschaften. (Siehe dort § 1; 1 bis 3.)

6. Richtlinien für die Verhütung von Staublungenerkrankungen (Silikose) in Porzellanbetrieben. Herausgegeben vom Verband der deutschen Berufsgenossenschaften. (Siehe dort §§ 1 bis 3.)

7. Richtlinien für die Bekämpfung der Silikose in der Eisen- und Metallindustrie. Herausgegeben vom Verband der Eisen- und Metallberufsgenossenschaft.

8. Richtlinien für die Bekämpfung der Staubgefahr in Asbest verarbeitenden Betrieben. Herausgegeben vom Reichsverband der gewerblichen Berufsgenossenschaften.

9. Dritte Verordnung über die Ausdehnung der Unfallversicherung auf Berufskrankheiten vom 19. 12. 1936, RGBl. I S 1117 in der Fassung der Verordnung vom 27. 6. 1940, RGBl. I S 957. (Siehe insbesondere § 1, § 5 und die Anlage.)

10. Einzelne arbeitszeitrechtliche Schutzbestimmungen enthalten in: Arbeitszeitordnung vom 30. 4. 1938,
　　　　RGBl. I S 447,
bzw. in:　　Jugendschutzgesetz vom 30. 4. 1938,
　　　　RGBl. I S 437.
(Siehe § 9; §§ 16 bis 21; bzw. § 20 und allgemein der vollständige Inhalt.)

e) Als weitere Rechtsquelle für die gesetzliche Regelung von Staubschutzmaßnahmen kommen endlich noch solche Rechtsvorschriften in Frage, die zwar hauptsächlich die allgemeine Regelung der Wirtschaft, die öffentliche Sicherheit sowie den Schutz der Allgemeinheit überhaupt bezwecken, aber auch Arbeiterschutzbestimmungen enthalten. Solche Rechtsvorschriften von gegenständlicher Bedeutung sind:

1. Das dritte Hauptstück der Gewerbeordnung im Hinblick auf die baulichen Erfordernisse der Genehmigung von Betriebsanlagen in einzelnen Gewerben. (Siehe dort §§ 25 bis 34.)

2. Die Bauordnungen. Da in Österreich der Erlaß von Bauordnungen eine Angelegenheit der einzelnen Bundesländer ist, besitzt jedes Bundesland eine eigene Bauordnung. (Vgl. die wichtigsten Bestimmungen je nach der Bauordng.)

3. Zelluloidverordnung vom 15. 7. 1908, öRGBl. Nr. 163, betreffend den Verkehr mit Zelluloid, Zelluloidwaren und Zelluloidabfällen. (Siehe dort §§ 5 und 6. Die §§ 11 bis 66 enthalten feuerpolizeiliche Vorschriften.)

4. Filmverordnung vom 31. 1. 1922, BGBl. Nr. 79, betreffend den gewerbsmäßigen Verkehr mit Filmen. (Siehe § 8, 4; § 9; §§ 15 und 16; §§ 44 und 45; im übrigen rein feuerpolizeiliche Vorschriften.)

5. Verordnung vom 10. 9. 1912, öRGBl. Nr. 185, betreffend die Herstellung und die Verwendung von Azetylen und den Verkehr mit Karbid. (Neufassung in Vorbereitung.) (Siehe hiezu §§ 7 und 8.)

3. Die Staubschutzmaßnahmen nach den angezogenen Rechtsvorschriften.

Die grundlegende Ministerialverordnung vom 23. 11. 1905 und die vorstehend unter c, 1 bis 4 und e, 3 und 5 angezogenen Rechtsvorschriften sind in einer Zeit erlassen worden, in der die schädlichen Staubwirkungen noch nicht in ihrer vollen Bedeutung erkannt waren. Sie beschränken sich mit ihren Staubschutzmaßnahmen in der Hauptsache auf die allgemeinen Grundsätze der Hygiene. Die Verordnungen unter c) 5 bis 9, ferner unter d) 3 und 4 und unter e) 4 sehen teilweise moderne Schutzmaßnahmen gegen giftige, infektiöse und feuer- und explosionsgefährliche Staube vor. Die Rechtsvorschriften nach Punkt c) 10, d) 1 und 2, endlich d) 5 bis 10 bilden die Grundlagen für die modernen Schutzmaßnahmen gegen gefährliche Staube und Staubgemische. Schließlich enthalten die Rechtsvorschriften unter Punkt e) 1 und 2 allgemeine Rahmenvorschriften für den Staubschutz im Hinblick auf die baulichen Erfordernisse der Genehmigung der Betriebsanlage in Beziehung auf den Arbeiter- und Nachbarschutz.

Da es im Rahmen dieser Ausführungen nicht möglich ist, auf jede einzelne Staubschutzbestimmung der angezogenen Rechtsvorschriften einzugehen, sollen im folgenden die in den Vorschriften zum Ausdruck gebrachten wesentlichen Gesichtspunkte und Grundsätze in Form einer Übersicht dargestellt werden.

A. In baulicher Hinsicht.

a) Entsprechende Auswahl des Standortes der Betriebsanlage, z. B. isolierte Lage; hierbei Berücksichtigung der vorherrschenden Windrichtung.

b) Entsprechende Höhe der Schornsteine, der Abgas-, Abluft- und Dunstschläuche.

c) Leichte Reinigungsmöglichkeit der Arbeitsräume; feste, ebene, glatte und fugendichte sowie waschbare Fußböden und Wände, Vermeidung von Gesimsen, Mauerabsätzen und wagerechten Fensterbänken; Abrunden von Ecken und einspringenden Winkeln.

d) Ausreichende natürliche oder künstliche Belüftungsmöglichkeiten, z. B. Dachkonstruktionen mit verschließbaren Lüftungseinrichtungen, wie Dachreiter mit Jalousienverschluß, sofern Zwischendecken fehlen.

e) Ausreichende lichte Höhe der Arbeitsräume, genügend Luftraum und Bodenfläche für jede beschäftigte Person.

f) Vermeidung von Zugluft; Anordnung von Luftschleusen (Windfängen) bei den Eingängen.

g) Enge Räume, Kanäle, Schächte und Kammern, in denen sich betriebsmäßig Staub ablagert und die zum Zweck der Reinigung betreten werden müssen, so geräumig, belüftet und zugänglich anordnen, daß das Arbeiten darin leicht und gefahrlos möglich ist.

h) Besondere Betonung der feuerpolizeilichen Vorschriften.

B. In erzeugungstechnischer Hinsicht.

a) Grundsätzliche Einführung gesundheitsunschädlicher und Ausscheidung gesundheitsschädlicher Arbeitsverfahren.

b) Vermeidung oder Einschränkung stauberzeugender Arbeitsverfahren (feuchte Bearbeitung, Ölzusatz, Verminderung des Feinstaubabfalls).

c) Falls Maßnahmen nach b) technisch nicht möglich, Durchführung der Staubarbeit im Freien oder in offenen Hallen, bei ausreichender natürlicher oder künstlicher Lüftung; Unterstützung durch Besprengen oder Ölen der Fußböden.

d) Weitestgehender Ersatz der Handarbeit durch maschinellen Betrieb (Kugelmühlen, mechanischer oder pneumatischer Transport in geschlossenen Leitungen, Füll- und Packmaschinen, dichter Abschluß aller Staubstellen durch Ummantelung oder Verschalung).

e) Bei Handbeförderung kürzester Weg und staubdicht geschlossene Behälter.

f) Staubdichte Abtrennung stauberzeugender Apparate und Arbeitsverfahren von den übrigen Betriebsräumen.

g) Ausstattung der Maschinen mit Einzelantrieb.

h) Anordnung offener Feuerstellen (Essen) außerhalb der anderen Betriebsräume.

C. Im Hinblick auf schutztechnische Einrichtungen und Maßnahmen.

a) Ausstattung stauberzeugender Apparate und Maschinen mit wirksamen Staubabsauganlagen; Staubabsaugung unmittelbar an der Entstehungsstelle; Entlüftung jeder Apparatur oder jeder Maschine für sich oder Entlüftung sämtlicher Staubquellen des Betriebes durch eine gemeinsame Staubabsauganlage.

b) Anordnung von Meßstellen und Meßeinrichtungen in den Rohrleitungen der Staubabsauganlagen zwecks ständiger Prüfungsmöglichkeit der Druckunterschiede.

c) Reinigung der Abluft, der Abgase und Abdämpfe von festen Bestandteilen vor dem Austritt ins Freie.

d) Grundsätzliche Reinigung der Arbeitsräume mittels Unterdruckentstaubern.

e) Beistellung von Staubmasken (Respiratoren) als Notbehelf an staubgefährdete Arbeiter für kurzdauernde Staubarbeiten. Für länger dauernde Staubarbeiten, insbesondere bei Sauerstoffmangel, Frischluft-Atemschutzgeräte.

f) Anordnung von Hydranten mit Schläuchen und Sprühdüsen zur Befeuchtung und Staubbindung.

g) Einrichtung wirksamer Entnebelungsanlagen.

h) Anordnung der Heizanlage in der Form, daß eine unmittelbare Staubberührung tunlichst vermieden wird und die Reinigung leicht möglich ist.

i) Entsprechende natürliche Lüftungseinrichtungen; Lüftungsöffnungen unmittelbar ins Freie, nicht in Lichthöfe ausmünden lassen; Fenster mit vom Boden aus stellbaren Klappenoberflügeln ausstatten.

k) Bereitstellung gut verschließbarer und feuersicherer Staubsammelgefäße in genügender Zahl.

l) Anordnung verläßlicher Einrichtungen zur Abschaltung von Teilen der Betriebsanlage zum Zwecke der Reinigung.

m) Kontrolle der Atemluft am Arbeitsplatz und im Arbeitsraum.

n) Allseitige Zugänglichkeit der Maschinen, Apparaturen und sonstigen Betriebseinrichtungen zum Zwecke der leichten Reinigung.

o) Ermöglichung einer natürlichen, die Gesundheit auf die Dauer nicht schädigenden Körperhaltung bei der Arbeit, wobei eine gefährliche Annäherung der Atemöffnungen des Arbeiters an die Staubquelle vermieden werden muß (Arbeitsplatzgestaltung).

p) Regelmäßige gründliche Reinigung der Betriebsanlage.

q) Keimfreimachung (Desinfektion) von Rohstoffen, die erfahrungsgemäß als Bazillenträger in Frage kommen können, vor der weiteren Be- und Verarbeitung im Betrieb.

r) Schutzimpfung der Arbeiter, die mit infektiösen Rohstoffen zu tun haben.

s) Weitgehendes Verwendungsverbot für kieselsäurehältige Schleif- und Putzmittel, wie Sandstein, Quarzsand usw; Einschränkung in der Anwendung kieselsäurereicher Baustoffe und Bausteine zum Auskleiden oder Ausbessern von Schmelzöfen und ähnlichen Betriebseinrichtungen. (28)

t) Möglichste Vermeidung einer Wiederverwendung der Abluft.

u) Grundsätzliches Verbot der Verwendung von Bohrgeräten mit Luftspülung im Bergbaubetrieb in kieselsäurehältigem Gestein; Wasserspülung oder Staubbindung durch Schaum.

v) Kräftige Bewetterung der Abbauorte.

w) Feuchthalten der Gewinnungsstellen und des Hauwerkes.

x) Durchführung der Schießarbeit am Schichtende oder vor längeren Pausen.

y) Beziehen windseitiger Standorte von den Arbeitsstellen bei staubentwickelnden Arbeiten wie Bohren, Steinhauer- und Steinmetzarbeiten.

z) Arbeitsplatzwahl so, daß gegenseitige Staubbelästigung vermieden wird.

D. In hygienischer Hinsicht.

a) Bereitstellung von Schutzkleidern und Mützen aus dichten und glatten Stoffen; falls erforderlich, feuersichere Imprägnierung.

b) staubsichere Anordnung von Wasch- und Baderäumen, Umkleide- und Speiseräumen im Anschluß an die Arbeitsräume.

c) Getrennte Verwahrungsmöglichkeit von Straßen- und Arbeitskleidern.

d) Beistellung von Zahnbürsten, Nagelbürsten, Trinkbechern, Seife und Handtüchern an die Beschäftigten.

e) Staubsichere Verwahrung aller persönlichen Schutzbehelfe.

f) Regelmäßige Reinigung der Schutzkleider und Schutzbehelfe.

g) Ausreichende, staubsichere Bereitstellung von Trinkwasser und Warmwasser für die Körperreinigung.

h) Verbot des Essens und Rauchens in den Arbeitsräumen.

i) Gründliche Lüftung der Arbeitsräume vor Beginn der Arbeit und in den Ruhepausen.

E. In ärztlicher Hinsicht.

a) Auslese der Staubarbeiter unter weitgehender Ausschaltung von kränklichen, schwächlichen und jugendlichen Personen.

b) Beschränkung der Arbeitszeit und besondere Pausenregelung für staubgefährliche Arbeiten.

c) Häufiger Wechsel mit staubfreier Arbeit.

d) Begrenzung der Beschäftigungsdauer überhaupt für besonders gefährliche Staubarbeiten.

e) Bereitstellung von Sanitätsmaterial für die erste Hilfeleistung.

f) Belehrung und Aufklärung der Beschäftigten.

g) Gesetzliche Verpflichtung der Beschäftigten, sich der Schutzeinrichtungen ordnungsgemäß zu bedienen und sie pfleglich zu behandeln.

h) Ordnungsgemäße Instandhaltung der Schutzeinrichtungen.

F. In versicherungsrechtlicher Hinsicht.

Zuerkennung von Renten in bestimmten Fällen von Arbeitsunfähigkeit.

IV. Staubsammelgeräte.

Der Ausscheidung fester Beimengungen aus Abgasen aller Art (vgl. S. 36) dienen vielgestaltige Staubsammelgeräte.

Mit der oben (S. 26) erwähnten räumlichen Ausdehnung der Entstaubungsanlage, mit der Abdrängung der Staubbekämpfung vom eigentlichen Staubherd, scheint die Aufgabe des Entstaubungstechnikers zunächst eher erschwert als erleichtert. Schließlich ist der Erfolg der Gesamtanlage ja durch ihr schwächstes Glied bestimmt und nicht zu leugnen, daß ein besonders schwieriges Element durch die Aufgabe eingeführt wird, den Staub an oft weit verzweigten Staubquellen restlos zu erfassen, abzusaugen und zu sammeln, ohne den Arbeitsvorgang zu stören oder den Arbeiter zu belästigen. Auch dort, wo die Gasführung nach Menge und Weg eindeutig festliegt, am geschlossenen Staubherd, z. B. am Feuerungsraum der Kesselanlage, liegen im anschließenden Rohrnetz noch vielfache Möglichkeiten, den Erfolg durch vorzeitige Staubniederschläge oder durch übermäßige Widerstände zu gefährden. (30)

Diese zusätzlichen Schwierigkeiten der aufgelösten Bauweise werden aber durch die Freiheit aufgewogen, mit der die Wahl für das eigentliche Kernstück einer solchen Entstaubungsanlage, für den Staubsammler zu treffen ist.

Als Regel gilt: Je höher die Anforderungen an die Reinheit des Gases, umso höher die Kosten der Reinigung. Jede Entstaubungsanlage, mag ihre Errichtung auch auf rein wirtschaftliche Überlegungen zurückgehen, wird mittelbar irgendwie auch sanierend wirken. Überwiegend oder rein sanitäre Absichten sind in besonderem Maß auf niedrige Erstellungskosten angewiesen, um noch wirtschaftlich vertretbar zu bleiben. Deshalb ist jede Erweiterung der zur Wahl stehenden Entstaubungsmöglichkeiten insbesondere im Hinblick auf den Gesundheitsschutz beachtenswert, jede Wertverschiebung in der Reihe der Bauformen umso begrüßenswerter, je mehr es gelingt, mit den einfachen billigen Geräten in den Aufgabenkreis gerade der hochwertigen hygienischen Entstaubung vorzudringen.

Welches Bild zeigt nun die Entwicklung der Entstaubungstechnik unter diesem Gesichtspunkt?

Es bedeutet bei der Untersuchung dieser Frage noch keine Wertung, wenn die Staubsammler herkömmlicherweise wie folgt gereiht werden:

1. Ausnutzung der Schwerkraft in Absetzkammern;
2. Ausnutzung der Prallwirkung an Ablenkflächen;
3. Siebe; Textilgewebe; metallische Gewebe;
4. Ausnutzung der Fliehkraft in Schleuderkammern;
5. Naßreiniger; Gaswäscher;
6. Elektrofilter;
7. Ultraschallfilter u. a.

1. Staubsammler auf der Grundlage: Schwerkraft.

Die ersten Staubsammler waren Schwerkraftabsetzkammern. In jedem Mehrstoffgemisch aus einem gasförmigen oder tropfbar flüssigen Gemischträger und festen, tropfbar flüssigen oder gasförmigen Beimengungen suchen sich die Gemischbestandteile unter dem Einfluß der überall, stets und kostenlos verfügbaren Schwerkraft in der Reihenfolge ihrer spezifischen Gewichte so zu ordnen, daß die schwersten Gemischteile unten liegen. Ruhende Gemische werden dort, wo hinreichend lange Absetzzeiten zugestanden werden können, auf keine andere Art einfacher und billiger getrennt. An Raschheit, Gründlichkeit und Schärfe der Trennung wird dieser natürliche Absetzvorgang freilich von anderen Verfahren weit übertroffen.

Das Bild verschiebt sich vollends rasch und überzeugend zu Ungunsten des Absetzverfahrens, wenn der geschlossene Absetzraum zum wagrechten Absetzkanal, seine ruhende Gasfüllung zum Gasstrom wird, um in ununterbrochenem Durchsatz größere Gemischmengen zeitgerecht verarbeiten zu können. Nun tritt zu der senkrecht wirkenden Schwerkraft am Teilchen eine wagrechte Schleppkraft. Das zum Kanalboden auswandernde Teilchen strebt diesem auf geneigter Bahn zu, die umso flacher verläuft, je größer die Geschwindigkeit des Gasstroms im Verhältnis zur Fallgeschwindigkeit des Teilchens im ruhenden Gas ist. Da aber für kleine Staubteilchen diese Fallgeschwindigkeiten selbst auch sehr gering sind, ergeben sich für einigermaßen brauchbare Kanalhöhen und Gasgeschwindigkeiten bald undiskutabel große Kanallängen.[1] Hiezu ein Beispiel:

Ein kugelförmig angenommenes Staubteilchen von $10/1000$ mm $= 10\,\mu$ Durchmesser, also von der Größe, die in hygienischer Hinsicht als mutmaßliche obere Gefahrengrenze genannt wurde und besondere Beachtung verdient, habe ein spezifisches Gewicht von 2 g/cm^3. Für seine Fallgeschwindigkeit in ruhender Luft liefert das Stokessche Fallgesetz $0,6$ cm/s.

---

[1] Es sind nach Ullmann (03) amerikanische Anlagen mit Kanälen von 4 bis 6 km Länge und 3 bis 4 qm Querschnitt bekannt geworden, die „ziemlich wirksam" gewesen sein sollen!

Damit ein solches Teilchen, ausgehend von der Kanaldecke am Kanalanfang, den Boden vor dem Kanalende erreicht, muß die Kanallänge mindestens gleich der 100-fachen Kanalhöhe sein, wenn die mittlere Gasgeschwindigkeit 0,6 m/s beträgt, oder mindestens gleich der 200-fachen Kanallänge für 1,2 m/s. Diese Verhältniszahlen erhöhen sich schon für ein halb so großes Teilchen, von 5 μ Durchmesser, auf 400 bzw. auf 800; sie gehen für ein Teilchen von 50 μ Durchmesser auf 4 bzw. 8 zurück.

Gasgeschwindigkeiten unter 1 m/s führen für die Bewältigung größerer Gasmengen schon auf unerwünscht große Kanalquerschnitte. Andererseits sind Kanalhöhen unter 1 m mit Rücksicht auf die Begehbarkeit nicht angezeigt. Die genannten Verhältniszahlen für die Kanallänge lassen also jedenfalls erkennen, daß die Schwerkraftabsetzkammer die vom Gesundheitsschutz zu stellenden Forderungen nicht erfüllen kann. Sie kommt demnach für eine Neuanlage nicht mehr in Betracht und wird dort, wo sie etwa noch als Grobreinigung vor einer Feinreinigung diese entlasten soll, mehr und mehr einem wirksameren Verfahren weichen müssen.

2. Staubsammler auf der Grundlage: Prallwirkung.

Die kritische Beobachtung erhöhter Ausscheidewirkung an solchen Stellen eines Absetzkanals, an denen der Gasstrom zu einer Richtungsänderung gezwungen wird, mußte zur bewußten Anordnung von Ablenkflächen führen und damit eine Entwicklung von Staubsammelgeräten anbahnen, die in fast unübersehbarer baulicher Vielfalt das eine gemeinsame Merkmal zeigen, daß sie das Beharrungsvermögen der Staubteilchen heranziehen, um sie aus dem abgelenkten Gasstrom an die Ablenkfläche auszutragen.

Ob sich dem Strom eine einzig große Ablenkfläche entgegenstellt oder ob er vorübergehend auf viele gekrümmte Kanälchen aufgespalten und wieder gesammelt wird, ob eine einmalige wendepunktlos durchlaufene Ablenkung vorliegt oder ob viele entgegengesetzte Richtungsänderungen aufeinanderfolgen, stets wird bewußt oder unbewußt zu den bereits am Staubteilchen wirkenden Kräften — zu seinem Eigengewicht und zur Schleppkraft des Gasstroms — die Fliehkraft angesetzt. Diese Trägheitskraft kann zwar, mehr oder weniger vorherrschend, überraschend hohe Beträge annehmen. Trotzdem müssen in ihrem Einsatz für Entstaubungszwecke besondere Schwierigkeiten vermutet werden, um die Tatsache zu erklären, daß Prallflächenreiniger im Aufgabenkreis des Gesundheitsschutzes zumindest zusätzlicher Maßnahmen (z. B. der Benetzung) bedürfen, um zufriedenstellend zu arbeiten.

Alle diese Schwierigkeiten gehen im Grund auf die Tatsache zurück, daß hinreichend große Fliehkräfte nur in scharfen Ablenkungen des Gasstroms zu gewinnen sind, deren kleine Krümmungshalbmesser sich ihrerseits nicht mit großen Stromquerschnitten vertragen, vielmehr zwangläufig auf eine weitgehende Spaltung des Stromes führen. Indem dieser z. B. gezwungen wird, durch hintereinander stehende gelochte Bleche mit versetzten Lochteilungen zu treten oder sich durch eine mehr oder weniger locker liegende Füllung der Reinigungskammer hindurchzuschlängeln, wird zweifellos die Voraussetzung für den Austrag auch sehr kleiner Staubteilchen an die Ablenkflächen bzw. an die Oberfläche der Füllkörper[1] geschaffen. Der volle Erfolg scheitert aber allzuoft an der Schwierigkeit — sie wächst mit zunehmender Verästelung des Gasstroms —, eine Übersättigung der Absetzflächen zu vermeiden. Periodisches Auswaschen der Kammerfüllung, um den niedergeschlagenen Staub zu entfernen, bedeutet Betriebsunterbrechung, laufende Spülung

---

[1] Als Füllkörper dienen u. a.: Die bekannten metallischen oder keramischen Raschig-Ringe, die Sattelkörper nach Prof. Dr. Berl, Koksstücke, Korkschnitzel, Fasertorf, Holzwolle, verhältnismäßig weitmaschiges Metallbandgeflecht (Labyrinthmetall).

ist teuer und oft mit den Rücksichten auf das Ausscheidegut unvereinbar.

Es sind in der Hauptsache Entstaubungsaufgaben kleinen und mittleren Umfangs, bei denen sich nach dem Prallflächenprinzip arbeitende Staubsammler trotzdem ein weites Verwendungsfeld sichern konnten. Freilich pflegen dabei Rücksichten des Gesundheitsschutzes — wenn überhaupt — eine nachgeordnete Rolle zu spielen. In dem Maße, in dem sie in den Vordergrund treten, verlangt die Kammerfüllung, der eigentliche Staubfänger, immer feinere Lochung. Damit verschwindet dann die Vorstellung der Ablenkfläche und der Prallwirkung mehr und mehr aus der Anschauung des Nichtfachmanns, wohl auch aus dem Planungsgedanken des Entstaubungstechnikers. An ihre Stelle tritt das Bild der Siebwirkung, und dies lange bevor die „Maschenweite", die „Porengröße" des Staubfängers auf den Durchmesser des kleinsten zu erfassenden Teilchens absinkt. Jedenfalls aber ist festzustellen, daß der Verwendung der Prallwirkung im ursprünglichen Sinn in der Richtung des Gesundheitsschutzes ziemlich enge Grenzen gezogen sind und wohl auch in Zukunft verbleiben.

3. Staubsammler auf der Grundlage: Siebwirkung.

Siebgewebe im engeren Sinn, seien sie organischen (pflanzlichen, tierischen) oder unorganischen (metallischen, mineralischen) Ursprunges, stehen mit abnehmender Maschenweite vor wachsenden, bald vor unüberwindlichen Herstellungsschwierigkeiten. Rascher noch setzt den Feinstgespinsten ihre Empfindlichkeit gegen mechanische Verletzungen und ihre Neigung zur Verstopfung eine Verwendungsgrenze, die weit über den Anforderungen der hygienischen Staubbekämpfung liegt. Die Beanspruchungen eines Dauerbetriebes wird man schon einem ausgesprochenen Laboratoriumsgerät wie dem Normsieb DIN 100 (10 000 Maschen je cm^2; Maschenweite 60 μ) fernhalten; in erhöhtem Maß gilt dies also vom feinsten Normsieb DIN 130 (mit 16 900 Maschen je cm²; Maschenweite 40 μ) oder gar von noch feineren Sieberzeugnissen mit Maschenzahlen von 40 000/cm² und mehr.

Andererseits gehört zum bewährten Rüstzeug des Staubtechnikers gerade für seine heikelsten Aufgaben, für jene des Gesundheitsschutzes, das „Gewebefilter" im weitesten Sinn. Es sind diesem also offenbar Eigenschaften zuzuschreiben, die mit „Siebung" im landläufigen Sinn nichts mehr gemein haben, zu deren Deutung vielmehr auf die Erkenntnisse und Erfahrungen auf dem Gebiet des Filterns von Flüssigkeiten zurückzugreifen ist.

Freilich sind die theoretischen Grundlagen der Filtration überhaupt noch nicht genügend erforscht, um zu allgemein giltigen Filterregeln zu gelangen. Die mathematische Behandlung der Vorgänge in ungeordneten Hohlräumen zwingt vorläufig noch zu weitgehend idealisierenden Vorstellungen über die Hohlraumstruktur. Auch werden strömungsmäßig die günstigen Voraussetzungen für die Anwendung des Hagen-Poiseuilleschen Gesetzes der laminaren Strömung nur in ganz seltenen Fällen zutreffen.

Aus der Vielzahl der maßgebenden, mathematisch kaum erfaßbaren Einflüsse sei nur an den schwerwiegenden Umstand erinnert, daß sich im Verlauf des Filtervorgangs die Feststoffe auf dem Filtermittel immer mehr anreichern, daß sich also die Architektur der Filteroberfläche dauernd verändert. Durch Adsorption bzw. Adhäsion und Brückenbildung wächst hier ein Filterkuchen an mit örtlich und zeitlich veränderlicher Porengröße.

Dagegen hat die Praxis, in der Entwicklung hochwertiger Filtermittel dem theoretischen Wissen um den verwickelten physikalischen Vorgang weit vorauseilend, während des Kriegs auch auf dem Gebiet der Gasreinigung bemerkenswerte Fortschritte gemacht. Als treibende Kraft wirkten vielleich weniger hygienische Rücksichten als der Zwang,

Motoren und Geräte vor teilweise verheerenden Staubschäden zu schützen. Da aber als erstrebenswertes Ziel der Gasreinigung gelten darf, den Staubgehalt auf weniger als etwa 10 mg/m³ zu beschränken, gleichgültig, ob es sich um Atemluft oder um die Ansaugeluft von Verbrennungsmotoren handelt, kommen die Ergebnisse dieser Entwicklung nun auch den friedlichen Zwecken des Gesundheitsschutzes zugute.

Den genauen Vergleichsversuchen der berufenen Entwicklungsstellen dient zumeist ein Staub mit einem Anteil von etwa 40 % unter der schon mehrfach erwähnten kritischen Korngröße von 10 μ. Mit diesem feinen Staub beschickt zeigen gute Gewebe und Filze durchschnittliche Ausscheidungsgrade von etwa 99 %, also Durchgangsgrade von 1 %. Dies will besagen, daß sie dem ankommenden Gasstrom seine Staubfracht bis auf einen Rest von 1/100 zu entziehen vermögen. Dieser Reststaubgehalt des Reingases kann aber unter günstigen Umständen (Kolloidfilter) auch auf 1/1000 und darunter fallen, so daß solche Filtermittel für viele Zwecke praktisch als staubdicht, als „Absolutfilter" anzusprechen sind.

Dabei können dem ungeschulten Urteil lockere, an der Oberfläche aufgerauhte Gewebe mit einem Ausscheidungsgrad von 99 % gegenüber dem dichteren, glatteren Tuch mit beispielsweise 99,9 % als nahezu gleichwertig erscheinen. Von der Seite des Durchgangsgrades gesehen, also auch hinsichtlich der Angriffsstärke des Reststaubes, verhalten sich die beiden Proben aber immerhin wie 10 : 1 zugunsten der kleineren Porenweite. Trotzdem wird diese nicht selten der durchlässigeren Ausführung weichen müssen, weil ihr Durchflußwiderstand ein Vielfaches der Druckhöhe zu betragen pflegt, die im lockeren Gewebe aufzuwenden ist. So sind in obigem Sinne „nahezu gleichwertige" Filtertuche bekannt geworden deren Durchflußwiderstände Verhältniszahlen von 1:50, ja von 1:100 zeigen.

Der Druckaufwand für solche Filtertuche — sie zeigen übrigens ihren besten Wirkungsgrad nicht im neuen Zustand — kann langsamer oder rascher als der Bestaubungsgrad wachsen oder diesem linear folgen, und dann vom betrieblich noch zulässigen Höchstwert durch sorgfältiges Ausklopfen und Ausbeuteln in Betriebspausen beliebig oft annähernd auf den Anfangswert zurückgeführt werden. Um den Widerstand während des Betriebes auf einer bestimmten erträglichen Höhe zu halten, werden von Hand oder selbsttätig in das senkrecht eingespannte Filtertuch mehr oder weniger pausenlose Rüttelbewegungen eingeleitet, eine zweckdienliche Maßnahme, sofern damit im Tuchgefüge keine Biegungsvorgänge verbunden sind. Vor solchen ist jedenfalls wegen der Gefahr von Ermüdungsbrüchen und auch deshalb zu warnen, weil durch atmende Poren Staubteilchen leichter in und durch das Tuchgefüge treten, also zur Verstopfung führen oder den Wirkungsgrad verschlechtern, wenn sie nicht durch verhältnismäßig rauhe Behandlung des Filters wieder entfernt werden.

An dem Hindernis, das sich dem Gasstrom in Gestalt des Siebdrahts, des Gewebefadens oder der Tuchfaser entgegenstellt, kann offenkundig die Bahn auch solcher Teilchen endigen, deren Größe nur einen Bruchteil der Porenweite beträgt. Diese Wirkung ist in der Hauptsache so zu erklären, daß diese Teilchen infolge ihrer Trägheit aus dem vielfach aufgespaltenen Gasstrom auswandern und auf dem Hindernis landen (31). Siebwirkung und Prallwirkung greifen m. a. W. in solchen Filtern ohne scharfe Abgrenzung ineinander. Ihr Staubbindungsvermögen wird durch Benetzung, z. B. mit Öl noch wesentlich erhöht, freilich auch die Schwierigkeit, ihre Betriebsbereitschaft aufrechtzuerhalten bzw. aus dem Sättigungszustand wieder zu gewinnen.

Bei der außerordentlichen Vielfalt der verfügbaren Filterbaustoffe und der Art ihrer Verarbeitung ist nun nicht verwunderlich, daß Staubsammler auf der Grundlage „Siebwirkung im weiteren Sinn" ziemlich für alle Aufgaben der Staubbekämpfung in Frage kommen. Wir finden sie als Kleinfilter, als Hauptbestandteil der Staubmaske, im ausgesprochenen Gesundheitsdienst; sie dienen dieser segensreichen Aufgabe mittelbar, sozusagen im Nebenamt, im weit verbreiteten Haushaltstaubsauger und im leider noch viel zu wenig gewürdigten Industriestaubsauger, und schließlich in den Großreinigungsanlagen der chemischen und mechanischen Technologie. Noch vielseitiger aber als der Verwendungszweck sind die begleitenden konstruktiven Aufgaben, die betrieblichen und wirtschaftlichen Forderungen.

Zunächst gilt es, auf kleinem Raum eine große wirksame Filterfläche unterzubringen. Die Belastung je m^2, vom zulässigen Druckaufwand, von der Feinheit des Staubes, vom Staubgehalt und von der Feuchtigkeit des Staubes bedingt, zeigt beispielsweise für Großanlagen die durchschnittliche Größenordnung von 100 m^3/h.[1] Die hiernach erforderliche Gesamtfläche wird im „Planfilter" durch Fältelung (in parallelen Ebenen, in konzentrischen Zylindern, stern- oder zickzackförmig oder als Harmonikabalg), und im „Schlauch- oder Kerzenfilter" durch Auflösung in parallel nebeneinander hängende Zylinder gewonnen. Die erforderliche Stand- und Biegefestigkeit der einzelnen Flächen und ihr betriebsgerechter Abstand wird oft durch passende Drahtgerüste gesichert.

Die Sättigungsgrenze, vom Staubmaskenträger einfach als Belästigung empfunden, wird im übrigen der Aufmerksamkeit der Bedienung überlassen, optisch am Widerstandsmesser oder akustisch durch Alarmsignal angezeigt. In vollautomatischen Großanlagen werden rechtzeitig einzelne Gruppen abwechselnd selbsttätig stillgelegt, gerüttelt, manchmal auch mit warmer Rückspülluft ausgeblasen und wieder eingeschaltet. Den anfallenden Staub tragen Förderschnecken oder Schleusen aus dem Bunker aus. Auch benetzte Filter werden von Hand oder selbsttätig aufgefrischt und hiezu in Arbeits-

---

[1] s. (32) bis 6000 m^3/h!

pausen oder laufend, z. B. als endloses Band, durch Reinigungs- und Benetzungsbäder gezogen.

Wichtig sind Vorkehrungen gegen die Überhitzung vor allem der organischen Filterbaustoffe. Die zulässigen Temperaturen liegen für Wolle etwa bei 100 ° C, für Baumwolle etwa bei 85 ° C und für Zellwolle, übrigens auch für die meisten thermoplastischen Kunstfasern, noch niedriger (50 bis 60 ° C). Besonders hitzebeständig (bis 150 ° C) ist Kaninhaarfilz, dessen hervorragende Eignung für Feinfilterzwecke überhaupt, etwa in der Bauform als Kerzenfilter, neuerdings erwiesen ist und nicht unerwähnt bleiben soll.

Gefährlich hohe Gastemperaturen sind in einer Vorkühlung herabzusetzen, wenn die Verwendung von Gewebefiltern bei der unvermeidlichen Verteuerung der Anlage überhaupt erwägenswert bleibt. Der Wert oder Unwert des zurückgewonnenen Staubes wird hier entscheidend mitsprechen und leider u. U. auf Kosten des Gesundheitsschutzes zur weniger wirkungsvollen, aber billigeren Reinigungsart greifen lassen.

Die Gefahr von Temperaturstößen im Produktionsprozeß und von Selbstentzündung in (konstruktiv vermeidbaren!) Schwelnestern der Gaskammern ist in diesem Zusammenhang nicht zu übersehen.

Der Vorkühlung entgegengesetzte Maßnahmen, eine Aufheizung des Gasstaubgemisches vor seiner Begegnung mit dem Filtergewebe, zumindest eine gute Abschirmung gegen Wärmeverluste, können erforderlich werden, um angesichts der Empfindlichkeit der Filterwirkung gegen Feuchtigkeit Wasserdampfkondensation zu vermeiden und ein Verschmieren der Filterfläche zu verhindern.

Bei dieser im Gesamtrahmen günstigen, ja bevorzugten Stellung des Gewebefilters ist der Wunsch nach seinem Einsatz auch dort verständlich, wo etwa sein wirtschaftlicher Wirkungsgrad hinter dem technischen deshalb zurückzubleiben droht, weil ein häufigerer Ersatz des empfindlichen Filtermittels zu teuer kommt. Alle Maßnahmen in dieser Richtung laufen im wesentlichen auf eine Entlastung des

Filters, auf eine Vorreinigung hinaus, wie ja schon im Laboratorium die Aussiebung auf eine bestimmte Feinkorngröße zweckmäßig einen mehrgliedrigen Siebsatz in Bewegung bringt, um die kostspieligen Feinsiebe zu schonen. Vor allem in der Nutzanwendung auf den Atemschutz bringt diese Arbeitsweise noch den wichtigen Vorteil, daß den vorgeschalteten Filterungsphasen nebenbei Sonderaufgaben, z. B. solche chemischer Natur, zugewiesen werden können, die über das Bindungsvermögen des einfachen Filterelements hinausgehen. Ein Sondergerät beispielsweise, vor dessen Kolloidfilter aus Fließpapier eine Aktivkohlenschicht und ein Wattefilter liegt, kann — sofern nur im übrigen sachgemäß gebaut — von seinem Träger zweifellos neben giftigen Stauben auch schädliche Rauche und Nebel wenigstens kurzfristig fernhalten; längerer Gebrauch freilich läßt es trotzdem nicht nur lästig, sondern mit dem Grad seiner Erschöpfung auch gefährlich werden.

Und ähnlich wie der einzelne Atemschützer kann auch der Großreiniger als gemeinsamer Feinstaubsammler für eine Gruppe von Absaugstellen des Betriebes durch eine vorgeschaltete Grobreinigung wirksam und wirtschaftlich entlastet werden. Unter den Bedingungen, unter denen wie heute neue Gewebefilter nur schwierig zu beschaffen, die vorhandenen nach Möglichkeit zu schonen sind, gewinnen damit auch die Reinigungsarten erhöhte Bedeutung, die sonst im Gesundheitsschutz als unzulänglich verpönt sind. Sofern diese der Rohstofflage angepaßten Reiniger nicht überhaupt zum hinreichend wirksamen Alleinfilter vervollkommnet werden können, muß doch heute als Regel gelten: Als Vorreinigung vor einem empfindlichen Gewebefilter ist das beste Grobfilter gerade gut genug!

Schließlich sei dort, wo es sich um silikosegefährliche oder sonst gesundheitsschädliche Staube handelt, entgegen einer selbst in Fachkreisen anzutreffenden Ansicht festgestellt: Ob mit oder ohne Vorreinigung, unter wirtschaftlich zu rechtfertigenden Bedingungen kann der Reinigungsgrad auch eines Gewebefilters nicht so hoch getrieben werden, daß die mit einer Rückleitung der gereinigten Luft in die Arbeitsräume etwa erreichbare Ersparnis an Heizungskosten die Gefahr aufwiegen könnte, die mit einer solchen Kreislaufschaltung verbunden ist, die Gefahr nämlich, daß die Atemluft in diesen Räumen allmählich mit feinsten unsichtbaren Schwebeteilchen über die zulässige Grenze hinaus angereichert wird.

4. Staubsammler auf der Grundlage: Fliehkraft.

Die Fliehkraft am Staubteilchen ist schon am Ausscheidungsvorgang des Prallflächenreinigers und des Gewebefilters beteiligt, zwar noch in unbekanntem Ausmaß, auf unbekannten Wegen, eine etwas unsichere Helferin. Erst im eigentlichen Fliehkraftreiniger fügt sie sich in den gesetzmäßigen Ablauf eines rechnerisch verfolgbaren Arbeitsgangs; erst in der Schleuderkammer kommt die tausend- ja millionenfache Überlegenheit des Fliehkraftfeldes gegenüber dem Schwerefeld für die Aufgabe der Gemischtrennung voll zur Geltung. Die beiden bekanntesten Vertreter der hieher gehörigen Geräte, die Zentrifuge und der Zyklon, kennzeichnen die beiden Entwicklungsrichtungen des Arbeitsprinzips, von denen jede in ein ihr eigenes bevorzugtes Verwendungsbereich im Gesamtgebiet der Gemischtrennung führt.

In die rasch umlaufende Schleudertrommel der Zentrifuge wird das Schleudergut in ununterbrochenem oder zeitweise aussetzendem Strom eingebracht. Seine Bestandteile ordnen sich dort in konzentrischen Schichten in der Reihenfolge ihrer spezifischen Gewichte; sie werden einzeln aus der umlaufenden oder aus der hiefür stillgesetzten Trommel wieder ausgetragen. Die Milchzentrifuge ist auch dem Nichtfachmann ein geläufiger Begriff. In der Ultrazentrifuge hat S v e db e r g diesen Begriff zur höchsten Vollendung gebracht und dabei unvorstellbare Beschleunigungen an den Gemischen wirken lassen, die dem ausgesprochenen Laboratoriumsgerät freilich nur in ganz geringen Mengen, etwa in der Größenordnung von 1 cm^3, anvertraut werden.

Der Gemischträger ist in der Zentrifuge zumeist tropfbar flüssig, jedoch ist neuerdings ihre Arbeitsweise mit sehr gutem Erfolg auch zur Gasreinigung herangezogen worden, dann allerdings in Ausführungen, deren Trommelinhalt nach vielen Kubikmetern zählen kann. Wo solche Gasschleudern (Rotex; Elex-Jaffhor u. a.) trotz ihrer unleugbaren Vorzüge, unter denen die Unempfindlichkeit gegen Teilbelastung und gegen Feuchtigkeit hervortritt, nicht nur — begreiflicherweise — für Aufgaben der Großgasreinigung, sondern auch für kleine und mittlere Anlagen abgelehnt werden, hat dies seinen Grund wohl vornehmlich in der Abneigung gegen die rasch laufenden schweren Trommeln. Störend wirkt u. U. auch der verhältnismäßig hohe Kraftverbrauch und der Zwang, zur Aufrechterhaltung eines pausenlosen Betriebes mindestens zwei gleiche Reinigersätze anzuordnen und abwechselnd stillzusetzen, um den niedergeschlagenen Staub austragen zu können.

Wo solche Bedenken aber zurücktreten, wird die Gasschleuder mit umlaufender Trommel auch als Staubsammler im Gesundheitsschutz, als Alleingerät oder als Vorreiniger, mit ähnlichen Aufgaben und Ergebnissen eingesetzt werden, wie ihr ruhender Bruder, der Zyklon.

In die stillstehende, meist kreiszylindrische Schleuderkammer des Zyklons tritt der ununterbrochene Strom des Gasstaubgemisches tangential ein. Dem Reingas dient ein mittiges axiales Abzugrohr an der Kammerdecke, dem ausgeschiedenen Staub ein Sammelraum im Kammerfuß. Ein klarer Aufbau, kein bewegter Teil, dazu eine weitgehende Freiheit in der Wahl des Baustoffes und in der Rücksichtnahme auf Temperatur-, Korrosions- und Verschleißfestigkeit: Alles in allem also einfache Bedingungen, mit denen sich selbst in Fachkreisen oft die Vorstellung eines nicht weniger einfachen, leicht zu überblickenden und zu beherrschenden physikalischen Vorgånges in der Schleuderkammer verbindet. Damit wird freilich die tatsächliche Schwierigkeit der guten Zyklonentstaubung, aber auch, noch fortschrittshemmender, ihre wirkliche Leistungsfähigkeit gründlich unterschätzt. Nur aus diesem Zusammenhang wird manche, ein strömungsmäßig geschultes Auge seltsam anmutende Zyklonbauart verständlich, andererseits die Ablehnung begreiflich, auf die der Zyklon heute noch in weiten Kreisen trifft, oder die Selbstverständlichkeit, mit der das unbefriedigende Ergebnis einer unzulänglichen Planung als unabänderlich hingenommen wird.

Zweifellos hat auch die Zyklonentstaubung wie jedes Reinigungsverfahren naturgegebene Verwendungsgrenzen. In sehr weitem Gebiet steht der sachgemäß gebaute und betriebene Zyklon heute ausscheidungsmäßig gleichwertig neben den besten übrigen Gasreinigern; er bleibt auch in anderen Belangen, nach Preis, Raum- und Kraftbedarf, vor allem im Wartungsbedürfnis im angemessenen Rahmen, in der Gesamtbewertung somit auch in heiklen Fällen wettbewerbsfähig. Daß dem Zyklon daneben gewisse Aufgabenkreise der Gasreinigung verschlossen bleiben, andere als ausschließliche Domäne zufallen, unterscheidet ihn nicht von den übrigen Geräten. Und wie bei diesen zeigen die Bauformen auch bei ihm eine verwirrende Vielfalt, die zur bestechenden Einfachheit des Zyklongedankens in bemerkenswertem Gegensatz steht.

Zwei Erkenntnisse vornehmlich bestimmen heute Bau und Bild der feinfühlenden Zyklonentstaubung; ihr Vordringen ist gleichbedeutend mit der Ausschaltung der überwiegenden Mehrzahl älterer bekannter Bauformen aus dem Bereich des Gesundheitsschutzes.

Nach der ersten dieser Erkenntnisse ist die strömungsmäßige Voraussetzung einer guten Ausscheidung umsomehr gegeben, je näher das Strömungsbild in der Schleuderkammer dem Idealbild der Potentialwirbelsenke kommt (33). Soweit diese Forderung unter realen Gegebenheiten erfüllbar ist,

muß ihr das Bild des atmosphärischen Zyklons, der Wind-
oder Wasserhose, als Ziel, die äußerste Beschränkung in der
Anwendung fester Strömungsberandungen als Näherungs-
weg gelten. Als Störungsquellen für die gegen Reibungsein-
flüsse besonders empfindliche Umlaufströmung und Flieh-
kraftwirkung sind alle wie immer gearteten Einbauten, Füh-
rungsflächen, Trennungswände in der Schleuderkammer
ohne weiteres verdächtig. Daß daneben die Eintrittsbedin-
gungen der guten Schleuderkammer mit den Austrittsbedin-
gungen über die Durchsatzmenge und den Druckverbrauch
aufs engste, und zwar nach den Vorschriften der Wirbelsenke zusammenhängen, ist selbstverständliche Forderung.

Als zweite richtungsweisende Erkenntnis ist die Folgerung
aus dem mathematischen Ausdruck für die Fliehkraft am
Staubteilchen zu werten, daß nur kleine Schleuderkammern
an den Feinkornanteil des Staubes herankommen, also die
Teilchen erfassen, die etwa für den Gesundheitsschutz be-
stimmend sind. Dies führt aber zwangsläufig auf die Parallelschaltung mehrerer, bei großen Gasmengen vieler Kleinzyklone, auf die Zyklongruppe mit dem wartungsmäßig
erwünschten gemeinsamen Staubsammelraum. Da jede Zelle
einer solchen Gruppe den Staub bis zu einer bestimmten
Grenzkorngröße herab zurückhält, also einer Siebmasche
von bestimmter Weite entspricht, ist die bereits zum Begriff gewordene Bezeichnung „Wirbelsieb" für diese Bauart
von Fliehkraftreinigern ebenso treffend wie anschaulich.

Die Aufgabe der betriebssicheren Gruppenschaltung darf
heute als gelöst gelten, die Zukunft der Zyklonentstaubung
in der Richtung des Wirbelsiebes vermutet werden (34), vor
allem dort, wo an den Ausscheidungsgrad eines Vor- oder
Alleinreinigers so hohe Ansprüche wie im Gesundheitsschutz
gestellt werden müssen. Trotzdem verdient aus der Ent-
wicklungsgeschichte der Fliehkraftreiniger noch eine Bauform besondere Beachtung, die in zahlreichen Ausführungen
und in mancherlei konstruktiven Abwandlungen eine gewisse Spitzenstellung erreichte, solange die unleugbaren

Schwierigkeiten der Parallelschaltung vieler Kleinzyklone mit gemeinsamem Staubsammelraum noch nicht genügend erkannt und überwunden waren.

Es ist dies der Großzyklon mit einer an sich beliebigen, üblichen Grundform, aus dessen Schleuderkammer — und zwar dort, wo ein besonders angereichertes Gasstaubgemisch vermutet werden darf — ein Teilstrom abgeschält und einem kleinen hochwertigen Zyklon zugeführt wird. Die Hauptmenge des Gases verläßt die große Kammer auf üblichem Weg und mit jenem Reinheitsgrad, der den Abmessungen dieser primären Kammer zugeordnet ist. Nach ihrer Wiedervereinigung mit dem gereinigten Teilstrom aus dem Hilfszyklon ist das Bild einer eigenartigen Verquickung einer Vorreinigung mit einer Parallelschaltung geschlossen, dem gewisse Vorzüge nicht abzusprechen sind. Im Dienst des Gesundheitsschutzes kann es wohl nur als Entlastung einer nachgeschalteten Feinreinigung, nicht als Alleingerät entsprechen. Denn die aus dem großen Zyklon unmittelbar ins Reingas entführten Teilchen könnte selbst ein Hilfszyklon mit hundertprozentigem Ausscheidungsgrad nicht mehr erfassen, oder m. a. W. der Gesamtausscheidungsgrad bleibt im wesentlichen von der Wirksamkeit des Großzyklons abhängig und naturgemäß unter jenem der Kleinzyklongruppe, d. h. des Wirbelsiebes.

· Die Verwendung einheitlicher Kleinzyklone (Wirbelsiebzellen), deren Anzahl der jeweiligen Durchsatzmenge, deren Gruppierung den örtlichen Verhältnissen angepaßt wird, bringt noch zwei hoch anzuschlagende Vorteile: Die Möglichkeit billiger genauer Massenfertigung und die Vereinfachung der Versuchsarbeit, die sich im wesentlichen auf die einmalige gründliche Erforschung der Zelleneigenschaften beschränken kann, während die mit der Durchsatzmenge wechselnden Abmessungen eines Großzyklons stets von neuem auch die Frage des Modellgesetzes zu lösen geben.

5. Naßreiniger.

Vor Jahrtausenden schon hat wohl der geschickte Töpfer und der Steinhauer verstanden, einen geschützten Arbeitsplatz zu wählen und diesen und sein Werkstück feucht zu halten, wenn ihm der Wind lästigen Staub in Mund und Augen trug: Anfänge der Staubbekämpfung, über die viele Arbeitsstätten auch heute nicht hinausgekommen sind, und als Vorstufe der eigentlichen Naßreinigung hier erwähnenswert, wie oben schon die Maßnahmen, die beim Prallflächenreiniger oder beim Gewebefilter eine verbesserte Staubbindung durch Benetzung bezwecken.

Als Naßentstaubung im engeren Sinn bezeichnet man heute jene Arbeitsverfahren, bei denen der entstehende oder aufgewirbelte Staub

entweder am Staubherd selbst sofort, z. B. durch Berieselung oder Beregnung niedergeschlagen wird,

oder vom Staubherd abgesaugt und einem Staubsammler zugeführt wird, um hier an Wasser gebunden zu werden. (35) Naßes Bohren oder Meißeln mit dem Wasserspülkopf ist das Zeichen des fortschrittlichen Arbeitsplatzes im Bergbau und Steinbruch (36). In der anschließenden Zerkleinerung aller Grade und Arten treten gekapselte, praktisch staubfreie Naßgeräte mehr und mehr an die Stelle der aus der trockenen Aufbereitung bekannten Maschinen (Brecher, Kollergang, Kugelmühlen u. a.). Das Schwingsieb mit Brauseeinrichtung ist ebenso gut durchgebildet wie das nasse Schüttelsieb oder die Siebtrommel. Die staubfreie Beschickung dieser Geräte, der nasse Transport des Gutes auf dem Becherwerk oder Förderband vervollständigt ein staubtechnisch günstiges Bild, das uns nicht allein in der Industrie der Steine und Erden begegnet, wenn es auch selbstverständlich an die Voraussetzung gebunden bleibt, daß das Staubgut eine nasse Behandlung erträgt.

Im nassen Großgerät, im Staubsammler etwa als Gegenstück zum Wirbelsieb, trifft das Gasstaubgemisch auf mehr oder weniger dichte Wasserschleier. Auch wird manchmal die Kondensation des im Staubgas enthaltenen Wasserdampfes zur Ausfällung des Staubes herangezogen, dessen Teilchen dann die Rolle von Kondensationskernen übernehmen.

Die einfachsten nassen Staubsammler sind also Gaskanäle oder Gaskammern mit Einspritzdüsen. Obwohl 1 Liter Wasser, in Tropfen von durchschnittlich 1 mm Durchmesser aufgelöst, schon eine Oberfläche von 6 m² liefert, ist das Staubbindungsvermögen des einfachen Wasserschleiers zumeist unzureichend, besonders wenn es sich um schwer benetzbare Teilchen handelt.

Sinnreiche Sprühdüsengruppierungen entsprechend einer Hintereinanderschaltung mehrerer Wasserschleier im Gasweg verbessern die Wirkung. Der Betrieb mit heißem Wasser ergibt bei verminderter Oberflächenspannung des Wassers eine wesentlich bessere Zerstäubung als mit kaltem Wasser, auch eine erhöhte Netzfähigkeit. Eine wirklich innige Berührung zwischen Gas und Waschmittel verlangt aber eine äußerst feine Verteilung der Flüssigkeit, wie sie nur durch Abschleudern von rasch umlaufenden Schleudertellern oder — in höchster Vollendung — im Desintegrator (04, 37) erreicht wird. In diesem, der äußerlich einem Lüfter ähnelt, treten das Gasstaubgemisch und die Waschflüssigkeit im Mitstrom oder im Gegenstrom durch ein Schlagstabsystem und erfahren hier eine so gründliche Durchmischung, daß der Desintegrator ausscheidungsmäßig klar in der Spitzengruppe der Staubsammelgeräte liegt. Er erlaubt ohne weiteres, die oben erwähnte Staubgehaltsgrenze (etwa 10 mg/Nm³) einzuhalten, auch zu unterschreiten. Für seine Aussichten im Gesundheitsdienst, für die Aussichten des nassen Staubsammlers überhaupt, fallen aber neben dem Ausscheidungsgrad noch zahlreiche betriebliche und wirtschaftliche Begleitumstände ins Gewicht. Die treffsichere Gesamtbewertung fällt kaum bei einem anderen Reinigungsverfahren so schwer, wie gerade bei der Naßreinigung.

Der bestechende Vorteil, die Einfachheit des ursprünglichen Arbeitsgedankens und seiner baulichen Verwirklichung, geht mit steigenden Ansprüchen an die Entstaubungswirkung, im wesentlichen also an die Benetzung der Teilchen, rasch verloren. Die Naßreinigung heißer Gase erfordert zudem eine Vorkühlung in Hordenwäschern, Haubenkühlern und ähnlichen Vorrichtungen. Im Wettbewerb mit der Trockenentstaubung kann die Entscheidung trotzdem zu Gunsten der Naßentstaubung — und damit auch durchaus im Sinne des Gesundheitsschutzes — fallen. Denn der nassen Behandlung des Gases sind nicht nur so schwer zu erfassende Beimengungen wie Teerdämpfe erreichbar, es lassen sich auch andere wertvolle Bestandteile wie Benzol, Ammoniak, Schwefelkohlenstoff, Kohlendioxyd u. a. auswaschen: Sofern dem nicht Korrosionsgefahren für die Kammerwandungen, etwa aus dem Übergang von SO_2-Dämpfen in schweflige Säure, entgegenstehen!

Auch staubseitig und bezüglich des Kraftbedarfs sehen wir ein widerspruchsvolles Bild. Während z. B. naß gewonnene Flugasche sich besser zu Porenbeton verarbeiten läßt als der Anfall aus Trockenentstaubern, können aus der Neigung mancher Staube zum Zementieren für den nassen Sammler unüberwindliche Schwierigkeiten erwachsen. Naßreinigern mit einem Mindestmaß an Durchflußwiderstand — einige Millimeter Wassersäule — und an Arbeitsaufwand für die Bereitstellung der Spül- oder Sprühflüssigkeit stehen die Desintegratoren gegenüber, die bezüglich des Kraftbedarfs nicht nur die übrigen Vertreter des nassen Verfahrens, sondern auch alle anderen Reinigungsarten weit hinter sich lassen[1]. Es ist deshalb keine Frage des Zufalls oder der Überlieferung, sondern einfach eine solche der Betriebskosten, daß für rein

---

[1] Für Großdesintegratoren, die neben dem Schlagstabsystem noch einen Ventilatorteil zur Drucksteigerung des Gases enthalten, liegt der Leistungsbedarf etwa in der Größenordnung von 5 KW für je 1000 Nm^3 stündlich. Hiezu kommt noch der Leistungsbedarf für die Waschflüssigkeit.

hygienische Entstaubungsaufgaben der Desintegrator derzeit noch kaum anzutreffen ist oder ernstlich in Wettbewerb tritt. Seine ausgezeichnete Wirkung kann sein Arbeitsprinzip freilich unter verschärften hygienischen Forderungen auch auf diesem Gebiet früher oder später in den Vordergrund rücken.

Die allen Naßreinigern häufig als Nachteil angerechnete Frostgefahr ist betrieblich mit vertretbarem Aufwand zu beherrschen. Dagegen sieht der Betrieb mit Recht in der unvermeidlichen Schlammwirtschaft des Naßverfahrens stets einen unbeliebten Schönheitsfehler, oft sogar eine für seine Ablehnung entscheidende Belastung, wenn nicht sehr günstige Bedingungen für die Abfuhr und Ablagerung des Schlammanfalls vorliegen und dauernd gesichert sind.

Der Feststoffgehalt im Abwasser einer Entstaubungsanlage ist abhängig vom Wasseraufwand, der im eigentlichen Staubsammler und bei einer etwaigen Vorbehandlung des Gases (Vorwäsche, Kühlung) getrieben wird, außerdem natürlich vom Staubgehalt des Rohgases. Er ist mit durchschnittlich 2 g/l nicht zu hoch gegriffen, erreicht aber damit schon etwa das Zehnfache des im öffentlichen Interesse zulässigen Betrages, wenn das Abwasser in den Vorfluter zurückgeleitet werden soll, dem es entnommen wurde.

Die Aufgabe der Klärung stellt sich m. a. W. nicht nur dann ein, wenn das Waschwasser bei der Gasreinigung im Kreislauf arbeiten soll. In ihrem Gefolge finden wir Klärbecken mit oder ohne nachgeschaltete Koksfilter, wir sehen Fördereinrichtungen für den Dickschlamm, zum Schlammteich im Falle wertlosen Gutes, zu besonderen Trockneranlagen bei Schlamm, der wieder oder weiter verwendet werden soll. Dazu auf der Reingasseite noch Wasserabscheider mit der Aufgabe, in Nebelform mitgerissenes Wasser aus dem Gas niederzuschlagen: Erweiterungen und Verfeinerungen des Naßverfahrens, die mit ihrem Kostendienst das ursprünglich so günstige Bild der einfachen Sprühkam-

mer erheblich trüben können und Rücksichten des Gesundheitsschutzes wohl nur mit oder hinter solchen der wirtschaftlichen Betriebsführung zu Wort kommen lassen.

6. Elektrofilter.

Im Jahre 1814, acht Jahre nach Coulombs Tod, hat Hohl-
feld in Leipzig versucht, die Coulombsche Entdeckung praktisch zu verwerten, wonach sich zwei kleine, gleichartig elektrisch geladene Kugeln mit einer Kraft abstoßen, die im um-
gekehrten Verhältnis zum Quadrat des Abstandes der Kugel-
mittelpunkte steht.

Rund hundert Jahre später erst war die Zeit für Hohlfelds
Gedanken reif: Im Jahre 1907 hat der in Leipzig promovierte
Amerikaner Cottrell den entscheidenden Schritt aus dem
Laboratorium zur technischen Ausführung eines Staubab-
scheiders gewagt und damit eine Entwicklung eingeleitet, die
das Elektrofilter anfangs wohl zögernd, nach dem ersten
Weltkrieg aber unaufhaltsam rasch an die Spitze der heute
bekannten Entstaubungsverfahren getragen hat.

Zur Physik des Elektrofilters ist auf das umfangreiche
Schrifttum zu verweisen (38). Seine Grundform aber ist in
einem senkrecht stehenden, kreiszylindrischen, metallisch
leitenden Rohr von etwa 200 bis 300 mm Lichtweite und
von 2 bis 3 m Länge zu erblicken. Seitliche Anschlußstutzen
am unteren und oberen Rohrende dienen der Gaszu- bzw.
-abführung. Das untere Rohrende ist zu einer Staubsammel-
kammer erweitert, das Rohr selbst geerdet. Ein in der Rohr-
decke isoliert gelagerter, im übrigen in der Rohrachse frei
hängender, gewichtsbeschwerter Draht, von 2 bis 3 mm
Durchmesser liegt am negativen Pol eines Hochspannungs-
gleichstromgenerators oder eines Hochspannungstrocken-
gleichrichters von 40 bis 60 KV[1]; er dient als Sprühelektrode,

---

[1] Die zugehörige Strombelastung ist sehr gering, etwa 100 mA. Wegen
der Schwierigkeit, die Zündung aufrechtzuerhalten, haben sich Queck-
silberdampfgleichrichter wenig bewährt.

deren Feldstärke für den Ionisierungsprozeß, d. h. für die der Coulombschen Kraft gemäße elektrische Ladung der Staubteilchen maßgebend ist. Die aufgeladenen Teilchen wandern nach außen zu der großflächigen, geerdeten Niederschlagselektrode und gelangen von hier, meist durch ihre eigene Schwere, in den Sammelbehälter. Also auch beim Elektrofilter ein zunächst verlockend einfacher Grundgedanke des Ausscheidungsvorgangs.

In Wirklichkeit ist die Theorie des Verfahrens recht verwickelt und das Ergebnis seiner praktischen Durchführung von vielen Begleitumständen der jeweiligen Aufgabe beeinflußt, denen bei der Projektierung mit hinreichender Sicherheit nur langjährige Erfahrung begegnen kann. Selbst eine solche vermag nicht immer das Bedürfnis völlig auszuschalten, das Elektrofilter nach der Inbetriebsetzung noch in gewissen Grenzen den Betriebsbedingungen anzupassen. Um nur einige dieser Schwierigkeiten zu nennen:

Das begreifliche technische Streben nach hohen Feldstärken und Ladungen — von ihnen hängt u. a. die Ausscheidegeschwindigkeit der Teilchen, ihre Verweilzeit im elektrischen Feld und dessen axiale Länge ab — findet seine Grenze dort, wo die Sprühentladung unstabil wird, d. h. beim Übergang von der Coronaentladung zur Funken- oder Bogenentladung. Die betrieblich noch zulässige Spannung ist deshalb von Fall zu Fall so zu wählen, daß solche Kurzschlüsse zwischen Draht und Wand vermieden werden; wenn sie auftreten, sind sie natürlich selbsttätig abzuschalten, jedenfalls aber bildet schon die Möglichkeit ihres Auftretens bei zündfähigen Gas-Staubgemischen eine ernste Betriebsgefahr (Explosionsklappen!).

Solche Störungsquellen werden u. a. aus dem Umstand genährt, daß manche Staubarten ein ungewöhnlich rasches nadel- oder bäumchenförmiges Wachstum auf den Elektroden erkennen lassen. In der Nähe solcher Spitzen zieht das inhomogene Feld besonders wirksam auch lediglich polarisierte Teilchen an, die selbst keine elektrische Ladung tra-

gen. Für den Ausscheidungsvorgang ist nach Winkel (39)
m. a. W. neben der freien elektrischen Ladung der Staubteilchen auch ihre Fähigkeit von Bedeutung, im elektrischen
Feld Dipoleigenschaften anzunehmen und in Richtung auf
die größere Feldstärke abzuwandern.

Anderes Ausscheidegut, z. B. Arsennebel aus Röstprozes-
sen, neigt zu traubenförmigen Verkrustungen der Elektroden und zwingt damit zu störenden periodischen Reinigungs-
arbeiten. Es finden sich demgemäß beim Elektrofilter die
schon aus den anderen Verfahren bekannten Gegenmaßnah-
men: Selbsttätige Klopf- und Rüttelvorrichtungen wie beim
Trockengewebefilter, Spüleinrichtungen wie beim Prallflächenreiniger u. a. m.

An die Aufteilung größerer Gasmengen auf die vielen
kleinen Fliehkraftzellen des Wirbelsiebes erinnert die Parallelschaltung von Elektrozellen der oben beschriebenen Art zu
Gruppenfiltern, und auch der physikalische Anlaß zur Grup-
penbildung liegt in beiden Fällen ähnlich: Die Wirkung des
Sprühdrahtes nimmt wie die radiale Sprühwirkung des Wir-
belfadens mit zunehmendem Abstand von der Zellenachse
sehr rasch ab, so daß der Ausscheidungsgrad weiter Kammern bei beiden Verfahren nicht mehr befriedigen kann.

Einen wichtigen Entwicklungsschritt bildete der Übergang
vom Röhrenfilter zum heute bevorzugten Plattenfilter, dieses gekennzeichnet durch senkrechte, parallelstehende plat-
tenförmige Niederschlagselektroden, zwischen denen harfen-
artig gespannt oder als weitmaschige Netze die Sprühdrähte
liegen und das Gas entweder wagrecht oder von unten nach
oben geführt wird.

Verfeinerte Plattenformen mit vom Rohgasstrom ge-
trennten Auffangtaschen und Abführkanälen für das ausge-
schiedene Gut erlauben höhere Gasgeschwindigkeiten und ergeben gedrängtere Bauformen als beim Röhrenfilter. Immer
aber verlangt die Bemessung der Kammerquerschnitte und
die Gasführung sorgfältigste Prüfung, um möglichst ohne
besondere Vorberuhigungskammern einer geordneten Ström-

ung nahezukommen. Als Richtziel bei der Geschwindigkeitswahl kann beispielsweise ein laminares Strömungsbild gelten, solange von dem elektrischen Wind abgesehen wird, der von Glimmpunkten der Sprühdrähte ausgehend, für eine turbulente Durchmischung des Gas-Staubgemisches sorgt. Dann allerdings liegt unter sonst gleichen Bedingungen der Raumbedarf des Elektrofilters wesentlich über jenem des Wirbelsiebes (40) oder des Gewebefilters.

Über die eben erwähnte Strömungsberuhigung hinaus kann eine mechanische, eine physikalische oder chemische Vorbehandlung des Gases erforderlich werden, vor allem bei Betrieben, deren Gas- und Staubeigenschaften bei der Projektierung nicht eindeutig bestimmbar sind. Beispielsweise kann dem Elektrofilter an sich wohl eine Betriebstemperatur bis zur Haltbarkeitsgrenze seiner eisernen Konstruktion zugemutet werden und doch eine Temperatursenkung vor seinem Eintritt geboten sein, um etwa giftige oder besonders wertvolle Dämpfe zu kondensieren und als Nebeltröpfchen der elektrischen Ausscheidung zugänglich zu machen.

Wie weit im Einzelfall die Kühlung gehen soll, ob — im Trockenelektrofilter — über dem Taupunkt des Gases oder — im Naßfilter — mit gesättigtem, nassen Gas gefahren werden soll, oder ob schließlich — als wirksamste, aber auch teuerste Anordnung — beim Zweistufenfilter zwischen ein Trockenfilter und ein Naßfilter noch eine Zwischenkühlung eingelegt wird, hängt außer von der Frage der Wasserbeschaffung und der Kosten in erster Linie davon ab, ob der Staub trocken oder naß anfallen soll. Da im Elektrofilter übrigens neben dem Staub auch überschüssiges Wasser ausgeschieden wird, das Gas selbst also elektrisch getrocknet wird, tritt letzteres auch beim Zweistufenverfahren trocken aus der Feinreinigung.

Es ist ferner eine gegebene Eigenheit des Elektrofilters, nicht selektiv zu wirken; es scheidet die feinsten Teilchen und gröberes Gut gleich wirksam aus. Ist also seine Aufgabe vorwiegend in einem bestimmten Körnungsbereich zu suchen — und wir erinnern uns dabei an die mutmaßlichen Gefahrengrenzen der Staubkörnung —, so liegt der Gedanke nahe, das Elektrofilter durch eine Vorreinigung möglichst weitgehend, d. h. bis an das fragliche Körnungsgebiet heran, zu entlasten, indem ihm ein selektives Gerät, z. B. ein Fliehkraft- oder Gewebefilter, vorgeschaltet wird. Eine solche entlastende Vorbehandlung kann natürlich auch ein hoher Staubgehalt an sich schon rechtfertigen, um das Elektrofilter möglichst lange ungestört für jene Feinstkorngebiete freizuhalten, in die ihm die einfacheren Geräte im allgemeinen nicht zu folgen vermögen.

Die Forderung nach gedrängter baulicher Vereinigung von Vor- und Nachreinigung zeitigt hiebei besonders bei Kleinanlagen bemerkenswerte Lösungen, beispielsweise den Versuch, die röhrenförmige Kammer des Elektrofilters zur Zyklonschleuderkammer, die Zyklonachse zur Sprühelektrode auszugestalten; jedenfalls liegen hier noch viele reizvolle theoretische und konstruktive Aufgaben vor. Entsprechend der fast unbeschränkten Vielseitigkeit der Betriebsbedingungen und der Anpassungsfähigkeit des Verfahrens tritt freilich dessen ursprüngliche Einfachheit in Idee und Ausführung mehr und mehr vor kostspieligeren Lösungsmitteln und -zutaten zurück. Und es bleibt noch zu prüfen, wieweit bei dieser Sachlage sanitäre Forderungen, Aufgaben des Gesundheitsschutzes mit wirtschaftlich vertretbarem Aufwand erfüllt werden können.

Dabei bleibe dahingestellt, ob besonders drückende Anlagekosten stets auf rein sachliche Ursachen oder teilweise auch auf den Rang einer gewissen Monopolstellung zurückgehen, der dem Elektrofilter auf einigen Gebieten der Gasreinigung zweifellos zukommt, auf anderen Gebieten erst neuerdings von billigeren Verfahren, insbesondere vom Wirbelsieb streitig gemacht wird. Jedenfalls ist festzustellen, daß die Anwendung des Elektrofilters infolge seiner höheren Kosten bislang auf höhere Temperaturen, auf besonders wertvolles Ausscheidegut oder auf besonders verpflichtende Bedingungen, im wesentlichen auf Großanlagen beschränkt blieb. (41) Selbstverständlich wirken daneben seine anerkannten Vorzüge, in erster Linie also seine Schlagkraft im unteren Körnungsbereich, stets auch im Sinne des betrieblichen Gesundheitsschutzes, so wie sie die nachbarliche Duldungspflicht auch gegenüber berüchtigten Staubquellen erleichtern.

Es bleibt aber doch zu wünschen, daß künftig verbilligte Geräte, insbesondere für Kleinanlagen, auch für vorwiegend oder rein sanitäre Zwecke bereitgestellt werden können. Vorläufer in dieser Richtung, wenn auch mit anderer Bestimmung, sind etwa in den kleinen Elektro-Entteerern zu erblicken, die seit einigen Jahren insbesondere in schweizerischen Gaswerken Verwendung finden, oder, mit rein medizinischem Ziel, in den aus Amerika stammenden Luftreinigern (Westinghouse Electr. Co; Pangborn Corp. u. a.) (42), die neben der Entstaubung auch die Regelung der Temperatur und der Feuchtigkeit der Luft besorgen. Wieweit solche Geräte bei höheren Staubgehalten auf eine Vorreinigung angewiesen sind, wird jeweils besonders gründlich zu prüfen sein. Bemerkenswert ist beispielsweise, daß die Kleinanlage der American Air Filter Inc. in Louisville (Kent) außer dem elektrischen Feld bereits eine Vorreinigung auf ölbenetzten Prallflächen zeigt. Auch von dem während des Krieges von Lurgi (Frankfurt a. M.) herausgebrachten elektrischen Luft- und Gasreiniger für Verbrennungsmotoren (43) oder von den Geräten, die in den Erzeugungswerkstätten hochwertiger Optik für völlig staubfreie Kitträume sorgen, (44) ist eine Entwicklung in der Richtung zum wirtschaftlich tragbaren Atemschutzgerät oder, allgemeiner, im Dienste des Gesundheitsschutzes zu erhoffen.

7. Ultraschallfilter.

Schallgeber verschiedener Bauart (45) wandeln die elektrischen Schwingungen eines Wechselstroms in mechanische Schwingungen um. Die erreichbaren hohen Frequenzen und

Schallintensitäten[1] eröffnen den Ultraschallwellen neben ihrer Bedeutung für die Nachrichtentechnik eine vielseitige Verwendung in der heutigen Forschung. So lassen sich z. B. in der Kolloidchemie sonst nicht mischbare Flüssigkeiten unter der Einwirkung von Ultraschall mischen; feste Stoffe lassen sich zerkleinern und in Flüssigkeiten fein verteilen; Flüssigkeiten werden in Gasen zu Nebeln zerstreut, Luftblasen aus Flüssigkeiten ausgetrieben. Für die Entstaubungstechnik aber ist von Bedeutung, daß durch Beschallung auch eine Zusammenballung von festen oder flüssigen, in einem Gasstrom fein verteilten Stoffen erzielt werden kann, ein Vorgang, der als Folge von Schallschwingungen aus Geschwindigkeits- und Druckänderungen in der Umgebung der Teilchen erklärt wird. Nach und nach ballen sich diese zu Flocken zusammen und sinken als Plättchen zu Boden.

Die Abscheidewirkung hängt außer von der Feinheit des Staubes und vom Staubgehalt des Rohgases maßgebend von der Geschwindigkeit ab, mit der dieses durch den Abscheider geführt wird. Gute Abscheidegrade verlangen, zumal bei hohem Staubgehalt, geringe Gasgeschwindigkeiten, also verhältnismäßig große Abscheiderquerschnitte. Auf diesen Nachteil, vor allem aber auf den großen Energiebedarf des Verfahrens — er verhält sich zu jenem der Elektrofilterung unter sonst gleichen Bedingungen etwa wie 50 : 1 — ist zurückzuführen, daß dem Ultraschall der entscheidende Schritt aus dem Laboratorium in die Praxis der Entstaubung noch nicht gelungen ist.

Es bleibt noch abzuwarten und ist wohl vor allem eine Frage der Entwicklung eines Schallgebers mit besserem Wirkungsgrad, ob sich die erfolgreichen Versuchsergebnisse für die praktischen Bedürfnisse der Entstaubungstechnik im all-

---

[1] Die Frequenzen liegen zwischen 2.10^4 und 10^7. Hertz (Per/s). Unter Schallintensität versteht man die Schalleistung (Energiemenge je Zeiteinheit), die an der betreffenden Stelle des Schallfeldes durch eine zur Fortpflanzungsrichtung senkrechte Flächeneinheit hindurchgeht; angegeben wird die Schalleistung in Erg/s, die Schallintensität in $(Erg/s)/cm^2$.

gemeinen, des Gesundheitsschutzes im besonderen, als Staubsammler verwerten lassen.

In ähnlicher Weise wird z. B. die Möglichkeit der Staubabscheidung durch Thermodiffusion aufmerksam zu verfolgen bleiben (46).

V. Zusammenfassung.

Der Gesundheitsschutz im staubigen Betrieb ist eine Gemeinschaftsaufgabe. In ihrer harmonischen Lösung muß für den wohlbegründeten Standpunkt aller Beteiligten Raum sein. Ein begreiflicher Widerstreit der Ansprüche verlangt nach einem Ausgleich, in dem die Belange der Belegschaft im wesentlichen durch die Forderungen des Arztes vertreten sein werden.

Gestützt auf die gesundheits- und heilkundliche Kenntnis von den Staubgefahren und Staubkrankheiten läßt sich heute grundsätzlich in jedem verdächtigen Betrieb eine Abwehr aufbauen, die mit großer Sicherheit unheilvolle Überraschungen ausschließt. Wo sich im Ausbau der chemischen und mechanischen Technologie etwa neuartige Staubquellen auftun, ist doch die Grundlage ärztlicher Erfahrungen heute schon breit genug, um Schlüsse bezüglich der zu erwartenden Nah- und Fernwirkungen zu ziehen und solchen erforderlichenfalls wirksam vorzubeugen, sofern der Arzt nur rechtzeitig zum Wort kommt. Oft genug steht er freilich vor vollendeten Tatsachen, vor einer bedauerlichen Verkettung widriger Umstände oder einfach vor den Folgen sträflicher Versäumnis. Dann zeigt sich eine derzeit noch schmerzlich empfundene Lücke ärztlicher Kunst in der Schwierigkeit, in den Ablauf der schwereren Formen von Staubkrankheiten noch heilend einzugreifen. Und in dieser Richtung ist wohl auch das vornehmste Ziel weiterer medizinischer Forschung unter dem Stichwort „Staub" zu suchen, unter dem im übrigen noch andere dringende Fragen laufen und der weiteren Klärung harren: Reihung der verschiedensten Staube und besonders auch ihrer Mischungen nach ihrer Gefährlichkeit, die Aufdeckung erschwerender Begleitumstände, Gefahrengrenzen des Staubgehaltes, Untersuchungsweise und -behelfe bei Staubschadenverdacht u. a. m.

Der Standpunkt des Unternehmers, der Betriebsführung, bildet den verständlichen Gegenpol zu jenem des Arztes, verständlich vor allem im Falle wertlosen Staubes und zunächst ohne jeden Unterton eines Vorwurfes festzustellen. Navigare necesse est, vivere non! Dieses Pompejus-Wort im Angesicht der Gefahr kann, sinngemäß verstanden, auch über der Geschichte der Staubtechnik stehen. Nicht um den rücksichtslosen Staubherd zu entschuldigen, nein, um ihn auf die Pflicht erhöhter Vorsicht hinzuführen, aber auch, um ihn im nötigen Ausmaß der verständnisvollen nachbarlichen Duldung zu versichern.

Wo einem staubverdächtigen oder staubgefährlichen Betrieb eine Überprüfung seiner Abwehrmaßnahmen, vielleicht auch eine klare Zurückstellung wirtschaftlicher Belange hinter Rücksichten auf die Volkswohlfahrt nahegelegt werden muß, kann dies in der begründeten Annahme geschehen, daß ein Ersatz veralteter ungenügender Einrichtungen durch neuzeitliche hochwertige Geräte ohne allzuhohe Kosten durchführbar ist, und daß letztere zudem durch verbesserte Betriebsbedingungen und -ergebnisse hereinzubringen sind.

Der Entstaubungstechniker als Dritter der Beteiligten darf nicht ohne Genugtuung feststellen, daß er heute grundsätzlich in der Lage ist, jedem vertretbaren Anspruch des Arztes nachzukommen, also z. B. auch im staubgefährdeten Betrieb für eine Atemluft zu sorgen, die nach Staubgehalt kaum anders zu beurteilen ist als jene der normalen Großstadtstraße. Wieweit diese Möglichkeit im Einzelfall zur Geltung kommen soll oder kann, ist eben die schwierige, selten eindeutig zu beantwortende Frage. Ihr würde manche Reibungsfläche genommen, wenn sich ihre Beurteilung stets von der Überlegung leiten ließe, daß Reinigungsgrad, Raumbedarf und Kraftbedarf einer Entstaubungsanlage drei miteinander gekuppelte Größen sind, von denen keine bevorzugt werden kann, ohne die anderen in Mitleidenschaft zu ziehen.

Die Staubsammelgeräte sind die gleichen, ob die Entstaubungsanlage rein sanitäre Absichten verfolgt, oder ob in ihr Fragen des Gesundheitsschutzes mit solchen der industriellen Staubgewinnung oder -verarbeitung parallellaufen. Feinfilter im Sinne des Gesundheitsschutzes haben allerdings wie alle Feingeräte, erhöhten Anspruch auf Schonung ihrer Eigenarten, z. B. hinsichtlich der Temperatur, der Staubbelastung bzw. der Ermüdbarkeit, der Abnutzung oder der Wartung. Mit steigenden Anforderungen an die Reinigungsgüte, mit stärkerer Betonung der sanitären Zwecke der Anlage, zeigt sich deshalb mehr und mehr das Bestreben, das Feinfilter durch ein Grobfilter zu entlasten, wobei in der Vorstufe wieder alle bekannten Reinigerarten, vom einfachen Absetzraum bis zum Elektrofilter, zu finden sind.

Abgesehen von der verständlichen Ausschaltung der selbständigen Schwerkraftabsetzkammer aus anspruchsvolleren Aufgaben der Gasreinigung, abgesehen auch von dem zeitgemäßen Übergang zu immer größeren Einheiten, konnten während des letzten Jahrzehnts die verschiedenen Staubsammelverfahren im wesentlichen ihre hergebrachten Verwendungsgrenzen wahren. Der bemerkenswerteste Entwicklungsschritt ist ohne Zweifel beim Fliehkraftreiniger zu verzeichnen, der vom Boden der reinen Empirie auf die zuverlässige Grundlage einer Theorie der Zyklonentstaubung gestellt wurde.

Als Vorfilter oder als Alleinfilter hat der Zyklon in den naturgegebenen Grenzen seine Gleichberechtigung neben den besten anderen Verfahren angemeldet und erwiesen. Vor allem in der Bauform als Wirbelsieb, in der Parallelschaltung vieler kleiner Zellen, steht der heutige Fliehkraftreiniger zum Einsatz auf kaum zu übersehenden Anwendungsgebieten, auch in der hygienischen Staubbekämpfung bereit, wo es gilt, veraltete unbefriedigende Einrichtungen zu verbessern oder kommenden verschärften Schutzbestimmungen mit einem wirkungsmäßig einwandfreien, wirtschaftlich tragbaren Gerät zu entsprechen.

Solche Schutzbestimmungen zu erlassen — und auch durchzusetzen! — ist Sache der Aufsichtsbehörden, bei gebührender Beachtung aller berechtigten Interessen eine unleugbar schwierige Aufgabe. Derzeit zeigt sie folgendes Bild:

Das Arbeits- bzw. Arbeitsschutzrecht und insonderheit das Staubschutzrecht ist als verhältnismäßig junges Recht noch im steten Fluß. Es muß dem Fortschritt der Technik und der Wissenschaft folgen und dem sozialen Rechtsempfinden der Zeit angepaßt sein. Daraus ergibt sich die Schwierigkeit, es einheitlich zusammenzufassen und in feste Normen zu kleiden.

Es wurden deshalb grundlegende Rahmenvorschriften geschaffen, wie die oben erwähnten Vorschriften des ABGB., der Gewerbeordnung u. a., und in diesem Rahmen Sondervorschriften für ganz bestimmte, dringlich gewordene Fälle gestellt.

Im übrigen bleibt dem freien Ermessen der zuständigen Behörden genügend Spielraum, um bei der Vielfalt der modernen industriellen Fertigung, bei dem Tempo des technischen und medizinischen Fortschrittes und der großen Zahl der verschiedenartig gelagerten Fälle in der Praxis rasch und sachkundig entscheiden zu können. Allerdings ist nicht von der Hand zu weisen, daß dieses Verfahren die Gefahr einer gewissen Uneinheitlichkeit in der Rechtsanwendung mit sich bringt.

Die Vorschriften der §§ 74 und 74 a G. O. legen zunächst nur dem Gewerbeinhaber Verpflichtungen auf. Ihn trifft die öffentlich-rechtliche, vom Staat auferlegte unabdingbare Verpflichtung zum Schutze der Arbeitskraft, die privatrechtlich in ähnlicher Weise durch die Rechtsvorschriften des ABGB. festgelegt ist. Strafrechtlich sind für ihre Erfüllung nach den Vorschriften der Gewerbeordnung neben dem Unternehmer auch die von ihm etwa zur Leitung des Betriebes oder eines Teiles desselben oder zur Beaufsichtigung bestellten Personen verantwortlich. (2)

Nach § 74 G. O. hat der Unternehmer alles zu tun, was in bezug auf angewendete Arbeitsverfahren, auf Auswahl der mit der Ausführung Beauftragten nach Zahl und Eignung, Ausstattung mit Werkzeug und Schutzausrüstung u. s. w. zur Vermeidung von Gesundheitsschäden und Unfällen geschehen kann. Hiezu gehört insbesondere auch nach den derzeit giltigen Vorschriften der dem Unternehmer im Einvernehmen mit dem Betriebsrat obliegende Erlaß von Vorschriften über die Ordnung des Betriebes und über das zur Sicherung eines gefahrlosen Betriebes erforderliche Verhalten der Arbeiter (Arbeitsordnung). Hiemit werden also mittelbar und auf dem Umweg über den Unternehmer auch den beschäftigten Arbeitern Verpflichtungen im Interesse des Arbeitsschutzes auferlegt, denen allerdings nur die im Arbeitsvertrag begründete Rechtskraft innewohnt.

Aber auch in öffentlich-rechtlicher Hinsicht können nach § 74 c G. O. den Arbeitnehmern gewisse Verhaltungsmaßregeln zum Schutze ihrer Sicherheit und Gesundheit auferlegt und Zuwiderhandlungen gegen solche Vorschriften nach den Bestimmungen der Gewerbeordnung bestraft werden.

Verstöße gegen versicherungsrechtliche Vorschriften werden nach den einschlägigen Rechtsvorschriften geahndet.

Im Zuge der weiteren Entwicklung der gesetzlichen Staubschutzmaßnahmen wird es sich als notwendig erweisen, bestimmte Vorschriften genauer zu formulieren und allgemeiner zu fassen, einige ältere Vorschriften, insbesondere die wichtige Verordnung vom 23. 11. 1905 dem gegenwärtigen Wissensstande anzupassen, sowie noch bestehende Lücken, die sich im Fehlen gewisser Sondervorschriften ausdrücken, zu schließen.

Vor allem wird es notwendig sein, der Kontrolle der Atemluft am Arbeitsplatz und im Arbeitsraum große Aufmerksamkeit zuzuwenden. Mit den derzeit verfügbaren technischen Hilfsmitteln ist es, wie erwähnt, möglich, praktisch staubfreie Arbeitsräume und Arbeitsstellen auch in staubgefährdeten Betrieben und bei vielen staubgefährlichen Arbeiten zu schaffen. Da die allgemeine Erfahrung hierbei lehrt, daß erst von einem bestimmten Staubgehalt an mit der Gefahr einer Staublunge zu rechnen ist, wäre durch gesetzliche Festlegung von noch zulässigen Höchstwerten für den Verunreinigungsgrad der Atemluft in bestimmten Gewerben, Gewerbegruppen oder für einzelne Arbeitsverfahren eine anerkannte Grundlage für die Kontrolle zu schaffen.

Das Fragwürdige solcher genereller Vorschriften — man denke nur z. B. an die individuelle Dehnbarkeit des Begriffes „alkoholisiert" und an den schematischen Nachweis beim Kraftfahrer, der in einen Unfall verwickelt ist — soll nicht übersehen werden. Trotzdem gehen überall die Bemühungen auf die Schaffung derartiger Anhaltszahlen, die Anschauungen über ihre Fassung freilich noch erheblich auseinander.[1]

---

[1] Aus der Studie „Einige Staubzahlen gemessen beim Naßbohren bei gleichzeitiger Lüftung" (Some dust-count data derived with wet drilling and ventilation.) von F. B. Flinn und P. S. Miller, Engng. Min. J. 139 (1938), Nr. 7, S. 38 bis 43, berichtet Stampe in Staub, Heft 18 (1942), S. 630, wie folgt:

„Auf Grund des Silikosegesetzes des Staates New-York, welches am 6. 6. 1936 in Kraft getreten ist, haben sich die mit dem Bau von Untergrundbahnen und Straßentunneln in dieser Stadt beschäftigten Firmen zusammengetan, um in gemeinsamer Arbeit die Staubschutzmaßnahmen zu fördern. Das genannte Gesetz legt die Grenze ungefährlichen Staubes dadurch fest, daß es die Gesteine in zwei Klassen teilt und die zulässige Staubdichte vorschreibt.　　·

(1.) Gesteine, die freie Kieselsäure als Bestandteile enthalten, soweit diese 10 Gewichtsprozent nicht überschreitet.

(2.) Gesteine mit mehr als 10 Gewichtsprozent freier Kieselsäure und alle anderen Bildungen natürlicher oder synthetischer Art mit einem veränderlichen und unvorherzusehenden Gehalt von freier Kieselsäure. Bei (1.) werden 3500 Teilchen je cm³ (T/cm³) Luft, bei (2.) 500 T/cm³ Luft als ungefährlich angesehen; bei den Zählungen werden nur Teilchen chen unter 10 μ Durchmesser ausgewertet. Mit Trockenentstaubungsverfahren hat man beim Bohren verhältnismäßig schlechte Erfahrungen gemacht. Es wurden 400 bis 460 T/cm³ Luft gezählt, beim Naßbohren nur etwa 90 bis 180 T/cm³. . . ."

2. Über die Studie „Der höchstzulässige Gehalt der Luft an schädli-

chen Gasen, Dämpfen und Stauben" von S. I. Israelson und Dr. E. W. Chuchrin, Ochrana truda (1938), Nr. 11, S. 14 bis 15, berichtet Wisnikow in Staub, Heft 11 (1939), S. 427 u. a.:

„Die Verfasser setzen sich . . . für die Aufnahme folgender Normen äußerst zulässigen Staubgehalts der Luft in Arbeitsräumen ein:

(1.) gemischter metallischer und mineralischer Staub (beim Schmirgeln, Schleifen und Polieren) . . . . 3 mg/m³

(2.) Quarzstaub . . . . 2 „

(3.) Asbeststaub . . . . 2 „

(4.) mineralischer Staub (ohne oder mit nur geringem Quarzgehalt) . . . . 5 „

(5.) Staub pflanzlicher und tierischer Herkunft . . . . . 5 „

Was den Staub anbetrifft, der bei der groben Vorbearbeitung von Materialien pflanzlicher Herkunft, sowie beim Brechen und Mahlen einer Reihe von Mineralien (mit geringem Quarzgehalt) entsteht, können die Normen bis auf 10 mg/m³ erhöht werden."

3. Über die Studie „Der höchstzulässige Staubgehalt in den verschiedenen Abteilungen der Baumwollfabriken" von S. Ss. Mendelew, Ochrana truda (1938), Nr. 7, S. 59 bis 61, berichtet Wisnikow in Staub, Heft 11, (1939), S. 428 u. a.:

„Im Jahre 1931 hatte das Leningrader Institut für Arbeitsschutz als Norm des höchstzulässigen Staubgehalts der Luft für alle Abteilungen der Textilindustrie rund 2 mg/m³ festgesetzt. Diese Normfestsetzung trug jedoch den praktischen Verhältnissen schon dadurch keine Rechnung, weil gleiche Normen für alle Abteilungen einer Textilfabrik nicht möglich sind. Das Iwanower Institut für Arbeitsschutz übernahm die Aufgabe, den äußerst zulässigen Staubgehalt für die verschiedenen Abteilungen von Baumwollfabriken festzulegen, und hat hiezu umfangreiches Material gesammelt. Dieses Material wurde durch Ergebnisse früherer Untersuchungen in anderen Teilen der Sowjetunion ergänzt. Bei den eigenen Untersuchungen wurden alle solche Abteilungen außer acht gelassen, in denen die Staubentwicklung so ungewöhnlich groß war, daß sie jede nur mögliche Norm weit überstieg. In diesen Fällen ist die erste Voraussetzung der Ersatz veralteter Maschinen und Einrichtungen durch neuzeitliche.

Die vom Verfasser in der Originalarbeit genannten untersuchten Fabriken sind zum Teil neue, zum Teil Vorkriegsfabriken. Die neuen Fabriken haben durchweg Ventilationseinrichtungen, die einen mehrfachen Luftwechsel in der Stunde ermöglichen (in der Sortiererei 4malig, Brecherei 10- bis 12malig, Putzerei 5- bis 6malig, Watteabteilung 10malig und Weberei 3malig in der Stunde).

Auf Grund der Ergebnisse der Untersuchungen und unter Berücksichtigung des praktisch Erreichbaren, sowie der zum Teil bereits erzielten Erfolge in den Fabriken, hat das Institut folgende äußerst zulässigen

Der Vorschlag, in Fragen des Staubschutzes als Staubgehalt die Anzahl der Teilchen je cm³ Luft zu bestimmen und die Zählung auf die in hygienischer Hinsicht bedenklichste Teilchengröße unter 10 μ zu beschränken, ist einleuchtend. Er deckt sich u. a. mit der vorherrschenden englischen und amerikanischen Praxis, ist allerdings mit dem besonders in Schwierigkeiten instrumenteller Art begründeten Mangel behaftet, daß er Teilchen unter der mikroskopischen Sichtbarkeitsgrenze stillschweigend als ungefährlich annimmt, eine u. W. auch heute noch offene Frage (11). Vielleicht — wenn nicht wahrscheinlich — handelt es sich hiebei wirklich nur um einen vernachlässigbaren Anteil des Gesamtstaubes, um einen Schönheitsfehler der Messung, dem jedenfalls bei der gewichtsmäßigen Angabe des Staubgehaltes die von der Erfahrung eindeutig widerlegte Annahme gegenübersteht, daß alle Teilchengrößen in medizinischer Hinsicht gleichwertig zählen.

Normen festgelegt:

Sortiererei	2 mg/m³
Brecherei	3 „
Putzereiabteilungen	3 bis 4 „
Watteabteilungen	2 „
Webereisäle	2 „
Brackereien in den Webereien	4 bis 5 „ “.

4. In einer Entschließung britischer Beamter vom Oktober 1945 (veröffentlicht in der Zeitschrift Commonwealth Engineer vom Januar 1946) wird gefordert, daß alle gewerblichen Betriebe, in denen Arbeiter der Einatmung von freie Kieselsäure hältigem Staub ausgesetzt sind, so zu verwalten und die allgemeinen Verhältnisse im Betrieb, die Werkseinrichtungen und die Arbeitsplätze so zu erhalten sind, daß die Entstehung von Staub im Atembereich der Arbeiter über die folgenden durchschnittlichen Werte hinaus verhindert wird:

a) Wenn der Gehalt des Staubes an freier Kieselsäure weniger als 50% beträgt, soll innerhalb eines frei gewählten Zeitraums von 10 Minuten die durchschnittliche Anhäufung 500 Teilchen unter 10 μ Größe pro Kubikzentimeter Luft, gemessen mit dem Owenschen Staubzähler, nicht überschreiten;

b) wenn jedoch der Staub mehr als 50% freie Kieselsäure enthält, soll die Anhäufung nicht über 200 Teilchen pro Kubikzentimeter hinausgehen.

Keinesfalls könnten künftige Normen bezüglich des Staubgehaltes befriedigen, die nicht ins einzelne gehende Bestimmungen über das anzuwendende Meßverfahren und Meßgerät enthalten, weil ein Einheitsgerät weder vorliegt noch zu erwarten ist, und weil die verschiedenen Verfahren auch unter gleichen Bedingungen sehr weit auseinandergehende Ergebnisse liefern können.

Wie Höchstgrenzen für den Staubgehalt von Arbeitsräumen sind gesetzliche Mindestwerte für den Reinigungsgrad von Abluft, Abgasen und Abdämpfen vor deren Austritt ins Freie wünschenswert, weil bei ungenügender Reinigung das Staubübel lediglich verpflanzt, nicht aber beseitigt wird. Die Methoden der Untersuchungen an Entstaubungsanlagen sind heute hinreichend durchdacht und treffsicher (19), um zum Wohle des Betriebes und seiner Nachbarschaft krasse Versager vom Markt fernzuhalten. Eine solche Erweiterung des behördlichen Aufsichtsdienstes auf die Abwehrmittel der Staubbekämpfung dürfte nicht überraschen. Wie sorgsam ist ein Dampfkessel zeit seines Lebens überwacht, jedes Schwächezeichen an ihm gewissenhaft verbucht! Und doch sollte seine Gemeingefährlichkeit gegenüber dem vernachlässigten Staubherd nicht höher eingeschätzt werden, nur weil sie im Ernstfall lärmender in die Erscheinung tritt.

Im Rahmen des gesamten Arbeitsschutzes zeigt sich nach dem Gesagten das Teilgebiet Staubgefahren heute zweifellos ernst und dringend genug, um den Erlaß einer einschlägigen, allgemeinen, umfassenden Verordnung und allenfalls von Sondervorschriften für einzelne besonders gefährdete Betriebe zu rechtfertigen. Eine förmliche Reihung der Betriebe nach dem Grad ihrer Gefährlichkeit erscheint durchführbar und wünschenswert. Schließlich wäre auch im Zuge einer künftigen Kodifizierung des Arbeitsrechtes eine einheitliche Zusammenfassung der gesetzlichen Staubschutzbestimmungen zu begrüßen. In ihr werden neben der klaren Betonung des Gewichtes von Staubschutzfragen gegenüber wirtschaftlichen Erwägungen rein prophylaktische Gesichtspunkte nicht fehlen dürfen, wie u. a.

> gesetzliche Mindestvorschriften als systematische Grundlage und zugleich als einheitliche Richtlinie für ärztliche Untersuchungen (körperliche Untersuchung, Krankheitsvorgeschichte, Familienvorgeschichte, Arbeitsvorgeschichte, Tauglichkeitsprüfung, Einstelluntersuchung, Kontrolluntersuchung, Röntgenreihenuntersuchungen, Bewertung der Untersuchungsbefunde usw.); ferner grundsätzlicher Ausschluß von Frauen und Jugendlichen von jeder gefährlichen oder mit erheblicher subjektiver Belästigung verbundenen Staubarbeit; bevorzugte Vermittlung hygienisch einwandfreier Wohnungen, von Schrebergärten und Siedelungsland an staubgefährdete Arbeitnehmer.

Und schließlich müssen alle Möglichkeiten ausgeschöpft werden, die geeignet sind, das Staubübel an der Wurzel zu fassen, d. h. die Staubbildung überhaupt zu vermindern.

Die Vorbereitung, Beratung und Durchführung eines zeitgemäßen Gesundheitsschutzes im staubigen Betrieb verlangt demnach die sachkundige, zeitraubende und hingebende Mitarbeit und den Erfahrungsaustausch weiter Kreise. Die Arbeit muß auch ohne Zögern in Angriff genommen werden. Mit dem Wiedererstarken von Gewerbe und Industrie häufen sich die Aufgaben, auch die verpaßten Gelegenheiten zum Schaden des Ganzen. Und die Arbeit darf nicht daran scheitern, daß ihre Ergebnisse zunächst da und dort auf Mißtrauen oder gar Ablehnung stoßen werden, wo sie zu Gewohnheit oder Gewohnheitsrecht in Gegensatz treten müssen.

Um den Bestrebungen im Dienste des Volkswohles den erforderlichen Nachdruck zu sichern, werden sie zweckmäßig an einer autorisierten Stelle, an einer österreichischen Staubbekämpfungsstelle zusammengefaßt und in enger Fühlung mit den schon bestehenden Stellen des Auslandes geleitet werden.

Literatur.

Allgemeines. Zusammenfassende Abhandlungen.

01. K ö l s c h, F., „Handbuch der Berufskrankheiten". Verlag
Gustav Fischer, Jena. 1935.
02. L e d e r e r - S u c h a n e k, „Arbeitsrecht und Arbeiter-
schutz". 3. Aufl. 1932. Druck und Verlag der Österreichischen Staatsdruckerei.
03. U l l m a n n, Enzyklopädie der technischen Chemie.
Verlag Springer, Berlin.
04. L o e s e r, Carl, „Abgase. Technik ihrer Entstehung, Entstaubung und Entgiftung". Verlag Gebrüder Borngräber, Berlin 1940.
05. H a s e l h o f f, E., „Entstehung, Erkennung und Beurteilung von Rauchschäden". Verlag Gebr. Borngräber,
Berlin. 1932.
06. „S t a u b", Veröffentlichungen der Staubbekämpfungsstelle beim Reichsverband der gewerblichen Berufsgenossenschaften und Umschau über das Schrifttum.
Verlag Wilhelm Knapp, Halle (Saale). Erscheint in
zwangloser Folge.

Einzelfragen.

1. N a g e l, R., „Entstaubungs- und Lüftungsfragen in der
Werkstatt". VDI-Verlag, Berlin 1934.
L i e s e g a n g, W., „Die Reinhaltung der Luft". Verlag
Akad. Verl. Ges. m. b. H. Leipzig. 1935.
K l i n g, A., „Die hauptsächlichsten Quellen der Luft-
verunreinigung in Städten". (Les principaux facteurs
de pollution de l'air des villes).
Rev. Hyg. Med. prev. 60. (1938). Nr. 6/7. S. 444 bis
453.
2. T e l e k y, L., „Ein grundsätzlich wichtiger Gerichtsent-
scheid". Arch. Gewerbepath. Gewerbehyg. 6 (1935).
S. 411 bis 416.
3. N a g e l, R., s. u. 1.
4. L ö f f l e r, H., „Was ist Rauch und wie soll er bekämpft
werden?" Montan. Rdsch. 28 (1936) Nr. 13, S. 2 bis 4.
5. S c h e n k - H o w a l d H., „Zur Kenntnis der Silikose".
Dissert. Univers. Zürich 1934.
6. H e l l m e r s, J. H., „Die verschiedenen Formen der
Kieselsäure und ihre Bindung an Mineralien". Staub,
Heft 20. (1943), S. 5 bis 19.

7. H a s s, G. und B u c k u p, H., „Staub in der Industrie, Steine und Erden". Verlag der Deutschen Arbeitsfront, Berlin. 1942.

8. B ö h m e, A., „Tuberkulose und Silikose. Häufigkeit der Tuberkulose in steinstaubgefährdeten Berufen". Dtsch. Ges. Arbeitsschutz. Ber. Arbeitstagung Bochum 1934. Verlag Julius Springer, Berlin 1935. S. 30 bis 33.

9. „Sind alle Staube schädlich?" (Are all dusts harmful?) Rock Prod. 382 (1935) Nr. 10, S. 32 bis 33.

10. Über die Gefährlichkeit der Staubberufe vgl. z. B.
I c k e r t, „Die Staublunge". Med. Klinik 34 (1938) Nr. 47, S. 1566 bis 1568.
L a n g, F., „Unsere Erfahrungen mit der Silikose". Z. Unfallmed. 31 (1937) Nr. 4, S. 264 bis 275.
S a y e r, R. R., „Schädlicher Industriestaub" (Harmful industrial dusts). Publ. Health Rep. 53 (1938) Nr. 6, S. 217/228.

11. F a b e r. O. M., „Die Staubteilchen unterhalb der mikroskopischen Sichtbarkeitsgrenze". Staub Heft 1 (1936), S. 26.
F i n d e i s e n, W., „Über das Absetzen kleiner, in der Luft suspendierter Teilchen in der menschlichen Lunge bei der Atmung". Pflügers Arch. ges. Physiol. 236 (1935) S. 367 bis 379.

12. F e i f e l, E., „Ein staubeigenes Fallgesetz". Österr. Ing. Arch. 1 (1946) S. 92 bis 105.
drslb. „Das staubeigene Fallgesetz im Wechsel der Betriebsbedingungen". Österr. Ing. Arch. I (1946) S. 149 bis 157.

13. W i n k l e r, A., „Über Einteilung, Definition und Nomenklatur der Staubschäden unter besonderer Berücksichtigung der Silikose". Österr. Z. für wissenschaftliche u. prakt. Med. 1 (1946) Heft 6.

14. B a t t a, G., F i r k e t, J. u. L e c l e r c, E., „Die Probleme der Verunreinigung der Atmosphäre". (Les problèmes de pollution de l'atmosphere). Bibl. scientif. Belge, Bd. 19. Georges Thone Editeur, Liège 1933.

15. D e u t s c h, W., „Elektrische Gasreinigung". Z. techn. Phys. 6 (1925) Nr. 9, S. 423 bis 437.

16. Vgl. z. B. „Braunkohlen-Anhaltszahlen". Rheinisches Braunkohlen-Syndikat, Köln. 4. Ausg. (1934).

17. P r e l l, H., „Die Schädigung der Tierwelt durch die Fernwirkung von Industrieabgasen". Arch. Gewerbepath. Gewerbehyg. 7 (1937) Nr. 5, S. 656 bis 670.

H o f m a n n, P., „Die Gefährdung der Tierwelt durch Industriegase". Arch. Gewerbepath. Gewerbehyg. 7 (1937) Nr. 5, S. 670/671.

18. G r u n d m a n n, W., „Verfahren und Geräte zur Bestimmung der Staubbeimengungen der Luft". Glas u. Apparat 20 (1939), Nr. 8 bis 12; 21 (1940), Nr. 10.

H e l l e r, A., „Über die Bestimmung der Verunreinigungen der Luft im Freien". Staub Heft 10 (1939) S. 247.

F a b e r, O. M., „Gravimetrisches, tyndallometrisches oder konimetrisches Meßverfahren". Staub Heft 7 (1937) S. 372.

L e h m a n n, H., L ö w e, F., T r a e n k l e, A., „Das Zeißsche Freiluftkonimeter". Arch. Hyg. Bakt. 112 (1934) S. 141 bis 156.

B e r e k, M., M ä n n c h e n, K., S c h ä f e r, W., „Über tyndallometrische Messung des Staubgehaltes der Luft und ein neues Staubmeßgerät". Z. Instrumentenkde. 56 (1936) Nr. 2, S. 49 bis 56.

B l o o r, W. A., G o o d a l l, K. L., W e b b, H. W., „Staubuntersuchungen in der keramischen Industrie". (Dust investigations in the ceramic industry). Transact. Brit. Ceramic Soc. 38 (1939) Nr. 1, S. 1 bis 25.

A u g u s, T. C., „Staubüberwachung in der Industrie". (Dust control in industry). Industr. Welfare 20 (1938) S. 171 bis 177.

F a b e r, O. M., „Abscheidung und Sammlung von Schwebestoffen aus Gasen". Staub Heft 9 (1939), S. 119.

drslb. „Meßverfahren zur Auswertung kleiner Staubproben". Staub Heft 8 (1938) S. 4.

H e l l e r, A., „Über die Bestimmung des Staubniederschlages in der Umgebung von staubauswerfenden Industriewerken". Gesundh. Ing. 60 (1937) S. 213 bis 216.

G o n e l l, H., „Messung des Staubniederschlages im Freien". Chem. Fabrik 7 (1934) Nr. 33/34.

19. „Richtlinien für Leistungsversuche an Entstaubern". Hrsg. vom Fachausschuß für Staubtechnik im VDI. VDI-Verlag G. m. b. H. Berlin 1936.

20. E n g e l, J., „Allgemeines über Ausführung von Flug-
    staubmessungen". Z. Wärme **64** (1941) Nr. 29, S. 277
    bis 282; Nr. 30, S. 285 bis 290.
21. M e l d a u, R., „Einflüsse auf die Verteilung von Stäuben
    aus Abgasen im Gelände". Staub Heft 17 (1942), S. 327.
    drslb. „Unstetigkeiten im Luftstaubgehalt infolge mikro-
    atmosphärischer Einflüsse". Transact. Faraday Soc. **32**
    (1936) Nr. 8, S. 1270 bis 1272.
    L ö b n e r, A., „Horizontale und vertikale Staubvertei-
    lung in einer Großstadt". Dissert. Univers. Leipzig
    1935.
22. J o n e s, W. R., „Silikose: Die sie verursachenden Mine-
    ralstaube". (Silicosis: The minerals which cause it).
    Refract. J. 10 (1934), Nr. 5, S. 177 bis 181.
23. vgl. z. B. diesbezügliche Überlegungen aus der Zement-
    industrie:
    L i e s e g a n g, W., „Die gewerbepolizeiliche Beschrän-
    kung des Staubauswurfes bei Zementöfen". Zement
    30 (1941) S. 535/540.
24. P r o c k a t, Fr., „Staubbekämpfung in der Industrie der
    feuerfesten Erzeugnisse". Staub Heft 4 (1937) S. 16.
    S o m m e r f e l d, E., „Das Sandstrahlen mit Quarzsand,
    seine Gesundheitsgefahren und ihre Abwehr". Staub
    Heft 18 (1942), S. 483.
25. P r o c k a t, Fr., S p i c e r, Fr., M o e d e, W., „Leistungs-
    versuche an Staubschutzmasken beim Thomasmehl-
    umschlag in Hafenbetrieben". Staub Heft 12 (1940),
    S. 16.
    „Staubschutz-Merkblatt" Hrsg. vom deutschen Ausschuß
    für Staubschutzgeräte. Berlin-Wilmersdorf. Mitteil.
    Nr. 9 der Staubbekämpfungsstelle.
    „Merkblatt für Maskenpflege" (Pflege und Wartung von
    Staub- und Gasmasken). Mitteil. Nr. 10 der Staub-
    bekämpfungsstelle.
    P r o c k a t, Fr., „Anforderungen an neuzeitliche Staub-
    schutzmasken und ihre Schutzleistungen". Staub Heft
    19 (1942) S. 647.
26. Verband der deutschen Berufsgenossenschaften. Samm-
    lung der Unfallverhütungsvorschriften Nr. 101.
27. „VDI-Richtlinien für die Prüfung von Arbeitsräumen
    im Gewerbe und Fabrikbetrieb". Aufgestellt vom
    Fachausschuß für Lüftungstechnik. VDI-Verlag m. b.
    H. Berlin 1941.

Pötschke, H., „Luftbehandlung moderner Fabriksräume". Anz. Maschwes. **62** (1940), Nr. 85, S. 6 bis 8.

28. Menslage, „Gesundheitsschädigungen beim Schleifen und ihre Verhütung". Reichsarbeitsblatt Teil III, **14** (1934), Nr. 29; Arbeitsschutz Nr. 10, S. 197 bis 201.

29. Neben 01 vgl. z. B. „Gesundheitsschutz in der feinkeramischen Industrie". Sprechsaal **74** (1941), Nr. 30, S. 290.

30. Prockat, Fr., „Staubbekämpfung in der feinkeramischen Industrie". Staub Heft 2 (1936), S. 175.

Hatch, Th. und Northrup, R. B., „Staubabsaugung in Holzbearbeitungswerkstätten". Z. Heating and Ventilating Bd. 37 (1940), Heft 2, S. 33 bis 38. Deutscher Auszug in Staub Heft 15 (1941), S. 17.

31. Kaufmann, A., „Die Wirkungsweise der zu Atemschutzfiltern verwendeten Faserstoffe und die Möglichkeiten ihrer Verbesserung". ZVDI **80** (1936), Nr. 20, S. 593 bis 599.

32. Kundig, E., „Filtern giftiger Staube" (Filtering harmful dusts) Safety Engng **74** (1937), Nr. 2, S. 41.

33. Feifel, E., „Zyklonenstaubung. Der Zyklon als Wirbelsenke". Z. Forschung Ingwes. **9** (1938), Nr. 2, S. 68 bis 81.

drslb. „Zyklonentstaubung. Die ideale Wirbelsenke und ihre Näherung". Z. Forschung Ingwes. **10** (1939), Nr. 5, S. 212 bis 219.

34. Feifel, E., „Zyklonentstaubung". Z. Maschbau. und Wärmewirtsch. (Wien) I (1946), Nr. 1/2, S. 36 bis 41.

Prat-Daniel Ltd., „Dust Collektion Plant". The Engineer (1946), S. 230.

35. Gumz, W., „Entwicklungsmöglichkeiten der Naßentstaubung". Feuerungstechnik **25** (1937), Nr. 4, S. 121 bis 127.

Linden, A. J., „Mechanische Flugaschen-Naßfänger". Brennstoff- und Wärmewirtschaft **29** (1937), Nr. 10, S. 163 bis 167.

Thönnessen, F., „Naßreinigung von Gasen, insbesondere von Hochofengasen". Techn. Mitteil., Haus der Technik, Essen **34** (1941), Heft 11/12, S. 204 bis 213.

36. Matthias und Landwehr, „Neuere Beobachtungen und Maßnahmen auf dem Gebiet der Silikosebekämpfung". Z. Berg-, Hütt.- u. Sal.-Wes. **83** (1935 /36), Nr. 8, S. 421 bis 446.

37. **Thönnessen, F.**, s. u. 35.

38. **Heymann, N.**, „Die Entwicklung der elektrischen Gasreinigung". Montan. Rdsch. 27 (1935), Nr. 10, S. 1 bis 14.

    Mierdel, G., „Die Physik des Elektrofilters". Forschg. u. Fortschr. 10 (1934), S. 225 bis 226.

    Köck, H., „Wirkungsweise von Jonisationsflächen bei der elektrischen Gasreinigung". Braunkohlenarchiv (1936), Heft 44, S. 3 bis 45.

    Vgl. auch **Eucken-Jakob**, „Der Chemie-Ingenieur", Bd. I, 4; Abschnitt von Ladenburg über elektrische Gasreinigung.

39. **Winkel, A.**, „Die elektrische Polarisierbarkeit von Stauben und ihre Bedeutung für die Elektrofiltration". Vortrag auf der wissenschaftlichen Arbeitstagung des Fachausschusses für Staubtechnik im VDI. Berlin, 16. I. 1941.

40. **Jarmuske, M.**, „Entwicklung und Stand der Feifel-Wirbelsieb-Entstaubungsanlagen". Arch. Wärmewirtschaft u. Dampfkesselwes. 25 (1944), S. 95 bis 99.

    Starke, G., „Versuchsergebnisse mit dem Feifel-Zyklon". Mitteil. der Vereinigung der Großkesselbesitzer E. V. Berlin. Nr. 92 (1943).

41. **Guthmann, K.**, „Entstaubung von Industriegasen". Techn. Mittlgn., Haus der Technik, Essen. 34 (1941), Heft 11/12, S. 179 bis 188.

    Rüder, H. B., „Ausführung der Elektrofilter für Großkesselanlagen und die Sichtwirkung der Reingase". Techn. Mittlgn., Haus der Technik, Essen. 34 (1941), Heft 11/12, S. 213 bis 218.

42. **Schärer, O.**, „Über technische Staubabscheidung und ihre physikalischen Grundlagen". Schw. Bztg. 124 (1944), Nr. 5, S. 53 bis 59.

43. **Fischer, F.**, „Elektrofilter für Fahrzeuggeneratorgas". Generator-Jahrbuch 1942. Verlag Joh. Kasper & Co., Berlin.

44. **Plumb, L. A.**, „Elektrostatische Abscheider in einem optischen Werk" (Electrostatic precipitators in an optical plant). Electr. J. 35 (1938), Nr. 12, S. 473 bis 474.

45. **Bergmann, L.**, „Der Ultraschall und seine Anwendung in Wissenschaft und Technik". Brennstoff- und Wärmewirtsch. 21 (1939), Nr, 8, S. 151 bis 155.

G i e s , J. R., „Anwendung des Ultraschalls auf die Reinigung von Industrie-Gasen". Z. VDI Beiheft Verfahrenstechnik, Folge 1938, Nr. 6, S. 177.

46. C l u s i u s , K., „Staubabscheidung durch Thermodiffusion". Vortrag auf der wissenschaftlichen Arbeitstagung des Fachausschusses für Staubtechnik des VDI am 16. I. 1941, Ingenieurhaus, Berlin.